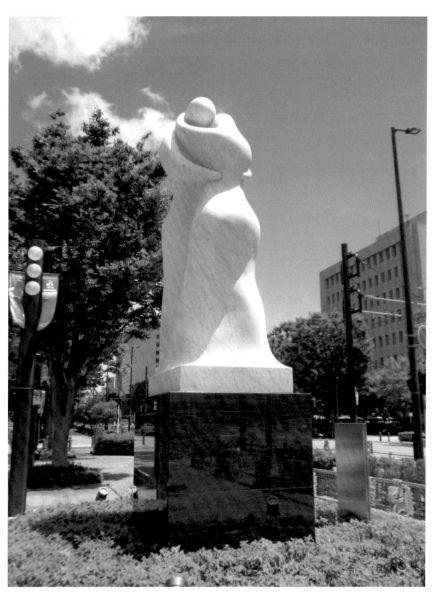

2020 年春、富山駅北に設置された「Lovers」：吉野美奈子氏制作

編集　二川香里、金森昌彦
執筆　富山大学医学部看護学科教員有志

表紙絵：森瀬俊介氏のデザイン

扉写真：吉野美奈子氏制作
　イタリアの25トンの原石から彫り出された石彫刻「Lovers」は、人間の愛と苦しみに寄り添う姿を表していると考えられ、見る者の心に深く浸透する。「″人″と″地″の健康」に貢献する富山大学看護学科の有形の教育理念としたい。
　吉野さんは富山大学のWeb Open Campus（2021）の中で対談されています。
（https://www.youtube.com/watch?v=9klzBYEPvEQ&feature=youtu.be）

扉絵：島田佳奈子、二川香里

まえがき

　富山大学杉谷キャンパスは 1975 年（昭和 50 年）に開学した富山医科薬科大学を前身
としており、医学部、薬学部（旧富山大学から移管）、和漢医薬学総合研究所のほか 1979
年に開院した大学附属病院からなる。診療部門としての国立大学初の和漢診療部を擁し、
医薬一体、東西医学の融合を理念とした学問的アプローチを行ってきた。

　看護学科は 1993 年に医学部内に併設され、同じ理念の枠組みで、看護教育の中に「和
漢医薬学入門」や「東洋の知と看護」などを組み入れた授業を展開し、1997 年には大学
院修士課程（看護学専攻）が設置され、200 名以上の修了生を輩出している。また博士
課程は 2015 年に設置され、大学院博士前期課程とそれに続く後期課程という枠組みが
でき、今年度末には 2 人の看護学博士を送り出す予定である。

　現在、看護師国家試験の合格者の約 3 分の 1 が大学卒業者の時代となり、医療人材の
資質の向上とともに、社会的な期待も膨らんできた。その背景には少子高齢化、核家族
化という社会的な変化も関与している。一方で、従来の国立大学は法人化され経済的な
負担が増大したため厳しい運営形態になり、地方大学の在り方さえ問われるようになっ
た。

　2019 年の厚生労働省の見積もりによると看護職は全国で 6〜27 万人不足とされるも
富山県は充足していると報じられる（朝日新聞）。しかし 2020 年から国内で蔓延した
COVID-19 の対策に看護師不足とその疲弊が強く露呈し、感染者が比較的少ないとされ
る富山県でも同じ状態になった。医療者育成は経済効率ばかりを考えるのではなく、あ
る程度は余裕のある状態にしておかなければ未曽有の危機に対応できないのである。し
かも日本看護協会からの年末の記者会見（R2. 12. 22）の中ではコロナ禍に対峙する最
前線の医療従事者やその家族を差別、嫌悪さえする社会現象が起きているという。なぜ
このようなことが起こるのだろう。日本をもっと成熟した社会にしたいと思う。そのた
めには国民の健康を守る看護師をもっと育成しなければならないのである。

　世界の人の命を守る 17 の目標となる SDGs（Sustainable Development Goals）は他
人事ではない。私たち日本人においても同様に皆が少しでも健康であり続けること、看
護職を含めた医療者の育成が適切に行われること、そして安心で安全な健康社会が構築

されることなどなど、看護力の浸透が必要である。まさに、富山大学から発する「No Nurse, No Life」宣言である。このことをもっと理解していただくために看護教員一人ひとりが社会の健康支援のために熱意をもって努力していきたい。この 10 年間で国民の生活環境は大きく変わった。地球温暖化ということだけではない。原発事故やウイルス感染など見えない相手がすぐそこにいるかもしれないし、目で見て相互に確認しあえる人間関係さえもドライになりすぎているように思える。とは言え、相手を責めても何の進歩もない。灯台もと暗らしにならず、知恵を結集して対応するために、当看護学科は少ない人数ながら何をすべきかを考えた。まず隣人の持てる力を知ること、そして各々の能力を社会のために活かすこと。それが私たちにできる保健領域の SDGs の第 1 歩であろう。資源の乏しい我が国は教育研究こそが未来への最大の無形財産である。

富山大学看護学科の SDG (Science, Design, Globe) は経験重視の医療の世界に、さらなる人間の科学と健康生活を心掛けるデザイン、そしてそれを世界に広げていくという立場で目指し、これを追求することで世界の SDGs に貢献したいという願いである。

このたび、看護学科有志の先生により、この書籍を分担執筆させていただいた。多忙の中、この趣旨を理解いただき、ご協力いただきましたことに感謝申し上げる次第である。

なお、本書は利益相反の立場から印税を受け取らない契約をしている。

令和 3 年　節分の日に

編集者　金森昌彦

目　次

第1章　健康と看護の SDGs

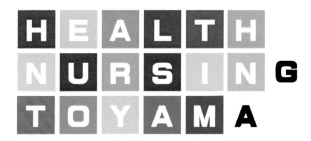

第 1 章　健康と看護の SDGs 序論

富山大学学術研究部　人間科学 1 講座　教授　金森昌彦

　近年、情報技術の急速な進歩を背景に、AI（Artificial Intelligence）や IoT（Internet of Things）が登場し、医療界もポストヒューマンの時代になるかも知れないと予想されています。つまり人間が考える前にすでにロボットがその答えをだしているかも知れないのです。一方で、どんなに社会が変化しても人々の健康と幸福を支援するという看護学の原点は変わりません。このような今こそ、多様で複雑な患者さんの「からだ」と「こころ」に対峙すべき医療人の本質を見直す必要に迫られているのではないでしょうか。原点は同じでも大学教育ではこれまでと同じことを繰り返すのではない、常に新たなことを創造していくことが求められます。そして、この創造は社会の変化に密に対応していなければならないということです。これらに触れて自ら考えていくことが大学での学びであり、新たな展開への持続ということだと思います。

1. 富山大学の理念と SDG アクション

　富山大学杉谷キャンパス入り口にある記念碑「里仁為美」は富山医科薬科大学が1975年に設立された時に立てられたもので、医学教育機関としての黎明期の願いが伝えられています。これまで杉谷キャンパスは医療系（医学・薬学・看護学）教育の場として、「東西医学の融合」を理念に歩んできました。看護学科が設立されて今年で28年目を迎えるわけですが、看護学科では和漢医薬学入門、東洋の知と看護などの科目を通して、東洋医学的な発想や知識を学べる大学として最も力を入れてきました。それは治癒できない慢性的な疾病をもつ患者さま、あるいは生命の限界が迫りつつある患者さまに対しての全人的なケア向上に役立ってきたと言えます。現在、国民の半数が悪性腫瘍に罹患し、全体の3分の1の患者さまが予期しない命の最期を迎える一方、超高齢化社会に至り90歳を超える人が200万に達したこの日本において、個々の患者さまがより幸せな人生

を歩めるサポートができる人材に卒業生は育っています。また全員が保健師受験資格を得るための学修を行うことで、行政への就職の選択肢も広がり、在宅看護や地域での保健師活動につながっています。

　2015 年に国連が取りまとめた SDGs（Sustainable Development Goals）という言葉は「持続可能な開発目標」と訳されますが、ここには 2030 年までに世界が持続できる社会の再構築を目指しています（図 1）。SDGs では飢餓や貧困など 17 の項目が挙げられていますが、看護学に強く求められているのは保健領域です。20 世紀の看護学では個々の患者さまへの対応が中心でしたが、少子高齢化社会を迎えさまざまの面で格差が生じた現在、もっと社会支援に目を向けなければなりません。経済格差、学力格差、生活格差、健康格差、地域格差など述べればきりがない上、地球温暖化に加えて森林破壊や海洋汚染など自然の崩壊が進み、近未来が危ぶまれています。資源のないわが国の長きにわたる幸せには健康感と教育基盤が重要で、その両者の重なる部分が看護学科に託された使命ではないかと考えています。もちろん看護学科も世界の SDGs の中の「保健」という領域で、トータルライフ・ケアのために貢献できることを願い、努力しています。

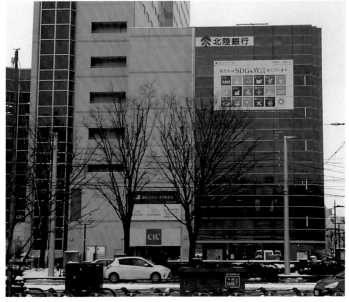

図 1　2020 年初冬、富山駅前のビルにも世界の SDGs が掲げられた。

　「看護」という文字が「手と目で看て護る」ことを表すと言われて久しいですが、私たちは視野に入っていることをどのくらい理解し、対処行動をしているでしょうか。それどころか、手と目だけではなく、その人を同胞として全身で受け入れることから始めなければならないのです。また現代は冒頭に述べた情報技術の進化にも対応し、膨大なデータを科学的に解釈すること、さらに多様性やマイノリティへの理解も求められます。大学生として、社会の平和と公正、貧困や責任などにも視野を広げ、小さなことから未来へ持続できる習慣や展望を身につけてほしいと思います。さらに、私たち教員は卒業後に自負できるアカデミックなナースになることを望んでいます。そのために4年間の大学生活が与えられていると考えています（図2）。

　各学生の目指すゴールはそれぞれの価値観を生かせるものになっています。そのためには卒業後の進路選択肢も多岐にわたります。地域の病院への就職という道の他にも、保健師として活躍される方、あるいは高度な看護実践を目指す大学院前期博士課程、後期博士課程、専門看護師（がん看護CNS、母性看護CNS）など極めるべき専門コースも用意されています。また海外での医療支援の役割を担う卒業生もいます。

2．トータルライフ・ケア のために

　看護は、ヒューマンケアの理念に基づき、人が人間としての尊厳を維持できることを支え、その人らしい健康な生活が送れるように支援することです。臨床看護学では、小児期、成人期、老年期等のライフステージの特徴をもとに、健康ニーズを把握し、疾病予防、その治療とケアを視野に入れた小児看護学、成人看護学、老年看護学、胎児期から生命の誕生の時期に至る妊娠や周産期の支援を学ぶ母性看護学、さらに心の健康に焦点をあてた精神看護学、地域社会・コミュニティを基盤とした地域看護学・在宅看護学から成り立っています。各看護学領域では、健康生活の保持増進や予防の時期、急激な健康破綻と回復の時期、慢性的な健康問題を伴う時期、人生の終末期において、身体の状態を基本としてどのような健康問題があるかを判断し、状態に応じた健康へのアプローチを行うために、講義、演習、実習という形態で、必要な知識と技術、そして健康に携わる者としての仁愛の精神にふさわしい態度を学びます。人間を多角的にとらえ「からだ」「こころ」「くらし」「いのち」4つの側面からアプローチしています。

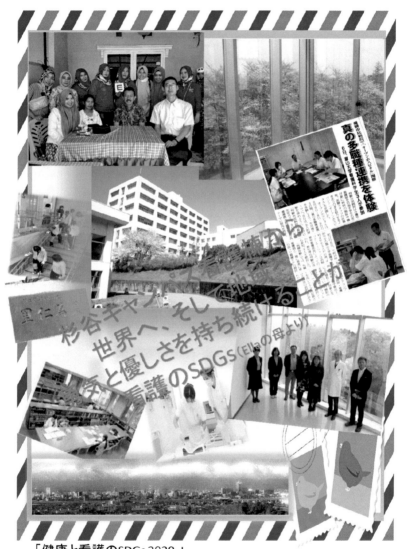

「健康と看護のSDGs 2020 」

図2　富山大学医学部看護学科のSDGsイメージ

・・・「からだ」を支えたい・・・

　人間は命ある限り、さまざまな病気や予期しない外傷に直面します。医療者としていかに患者様を救うのか、救えるのか、看護師としてしなければいけないことを自信が持てるように学びます。そのためにはまず人間の体の構造を学び、次にどのようにして病気になっていくのか、あるいは外傷を受けた場合はどのような状態になるのかを学びます。そして治療とケアの方法は何かを考えます。医学の授業を多く受けることでその輪郭ができ、実際の臨床の現場で役立つ看護師になれます。そして多職種連携の中で活躍できる医療者を目指します。

・・・「こころ」を支えたい・・・

　看護の基礎となる「看護とは」について学び、看護の対象となる人々の生活過程を整える視点を学んでいきます。対象である人間の見つめ方、また看護における病気の見つめ方を学びましょう。本学では、"フロレンス・ナイチンゲール"の「看護覚え書」をもとに学んでいきます。ここには「人の健康について直接責任を負っている者に、考え方のヒントを与えたい」と述べられています。つまり、「看護とは」を学ぶにはヒントをもとにして自分自身が考えていくことを必要とします。次に、基本的な看護技術を学ぶ場では患者に合わせた安全・安楽な援助を修得できるように学生自身が工夫できるような指導を心掛けており、学生の可能性を伸ばしていきたいと思っています。体と同時に心を支える看護観をもとに、それを表現する"技"である看護技術を一人ひとりが統合できる学びを目指しています。そして、その土台を精神看護学ほかすべての臨床看護学領域につなげていきます。

・・・「くらし」を支えたい・・・

　地域では家庭、学校、職場や施設等の場において、乳児から高齢者、健康な方、療養中の方、障がいのある方々が各々のライフサイクル、健康レベル、価値観や健康観に応じて生活をしています。地域看護学では、個々の多様性・個別性を重視した上で「人々がQOLを保ち生活をする」を目標に、コミュニティの健康課題の決定、当事者・家族自身による課題解決と支援の在り方を理解し、看護職に必要な理念や

知識、技術を学習します。県・市町村の行政機関、訪問看護ステーションなどの協力も得て、疾病予防・健康増進に取り組むための個別・集団支援、継続看護、多職種連携、地区組織やボランティアの育成と協働、地域包括ケアシステムの構築について学びます。これが、看護学の基盤に立った活動とその人らしい生活を支えるケアにつながり、すべての看護活動領域での実践に基づく看護の創造を可能とします。

・・・そして、「いのち」をつなぎたい・・・

　人は命を次世代につなぐため、子どもを産み育てるという営みを続けています。母性看護学では、そのことを中心に女性の一生を通した健康支援の方法について学びます。女性が妊娠し、出産を経て子どもを育てるプロセスにおいて、母子の身体的健康はもちろん、母子の愛着形成も欠かすことができません。母子がより健康に過ごすための情緒的支援についても学習します。また近年の社会では、晩婚化に伴う高齢初産の増加、産科合併症の比率の上昇、不妊症、不育症などの健康問題や人工妊娠中絶、出生前診断、乳児虐待など生命や人権にかかわる倫理的問題も生じています。また月経前症候群、子宮内膜症、子宮がんなど女性特有の症状や病気で苦しむ若い世代も増えてきています。このような背景から、女性が自分自身の体を知り、生き生きと過ごすための支援に関しても学びます。助産学では、母子とその家族にとって生命の誕生という感動的な出会いを支援するため、母性看護学の知識を基にすべての妊産褥婦とその児に対して科学的根拠に基づいたケアの提供を目標として、専門性の高い知識と技術を学びます。

3．オープン・マインドの協調性

　富山大学図書館本館にはヘルン文庫があり、小泉八雲（ラフカデイオ・ハーン）の思いを伝えています。それはオープン・マインドであることです。「自分の五感を解き放ち、他者に対して温かな眼差しを持つ。そして他者への共感と共鳴」ということです。
　まさに看護のケアに通じる心のあり方だと思いませんか。自らがオープン・マインドであることで、患者さんを含めた周囲の人たちがあなたへの距離感を縮め、寄り添う気持ちを温かく受け止めてくれるようになるでしょう。看護学生さんも教員も八雲が体験

したマルチ・アイデンティティへの意識とそれを理解できる世界観を養いましょう。皆さんがこの言葉の意味を意識して、医療人としてご活躍されることを祈念しております。

　下図はハーン（へるん）先生からのメッセージプレートとして考えてみたものです。*TOYAMA* の中にも **O-Y-M** があるではありませんか。

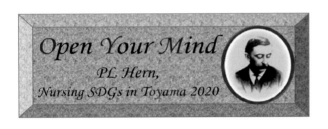

本章の執筆協力者：梅村俊彰、八塚美樹、坪田恵子、髙倉恭子、笹野京子ほか

第2章　「からだ」を支えたい・・・

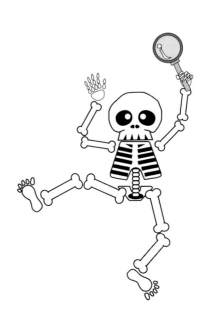

第1節　生理学、神経科学と看護学

富山大学学術研究部　行動科学講座　教授　堀　悦郎

　看護学は、多くの領域にわたる総合学問であり、実践の科学である。そのため、看護学の研究対象は多種多様である。また、看護研究の目的は、患者の苦悩を軽減したり、看護技術の効果的な方法を見出したりすることが多いようである。特に、患者の苦悩を軽減することを目的とした場合は、必然的に患者（もしくは患者家族を含む対象者）の感情をターゲットとするため、質的な研究手法を採用することも多い。すなわち、対象の主観的でナラティブな部分を明らかにしていく手法である。こうして得られた知見は、ぼんやりとしていた患者―看護師間の関係性を明確にし、次に類似した事例に遭遇した場合の道標となるであろう。

　一方、筆者は研究の背景として生理学、中でも神経科学を専門として、主に動物実験に従事してきた。動物は言葉を使わないため、動物の行動からその意図を読み取る必要がある。すなわち、動物が行動している際の神経活動や筋活動を同時に計測し、脳機能を解明しようとする研究分野である。動物実験の最大の利点は、侵襲的な技術を用いることが可能な点である。脳に電極を刺入して単一神経活動を記録し、細胞の活動を直接調べることも可能である。また、脳の一部を破壊し、失われた生理機能からその脳部位の機能を調べることもできる。また、脳の一部をスライスして組織標本とし、適当な環境を整えて電気刺激による反応を記録する方法や、神経細胞膜の一部をガラス管に貼り付けて、イオンチャネルの動きを観察する方法もある。これらの方法は、個体の行動から分子に至るまでを詳細に調べることができるため、神経科学の分野では極めて一般的な研究手法である。しかしながら、これらの動物実験には最大の欠点がある。それは、動物が言語を使用しないため、何を考えているのかは推測するしかない。すなわち、対象の主観的なナラティブの部分は不明確にしたまま、客観指標であるエビデンスのみを扱う手法である。

　動物実験の欠点を補完するためには、ヒトを被験者とした研究が必要となる。いわゆ

る神経心理学的な研究である。神経心理学的研究では、ヒト被験者が何らかの課題を行っている際の脳活動を測定し、脳機能を調べることが多い。その際、課題の行動成績も解析する他、被験者にインタビューを行うこともある。被験者が課題中に何を考えていたのか、またどう感じていたのかといった主観的な部分を確認できる点は、動物実験にはない利点となる。しかし、心理学の系譜から見れば、内省による心理学の欠点を補う形で行動主義心理学が勃興したように、より客観的なデータが求められるのも事実である。そして、内省という主観的な部分を対象にした古典的心理学と、客観的な行動指標を対象にした行動主義心理学の関係性は、看護研究の中でも主観的なナラティブの部分を扱う研究と、客観的なエビデンスの部分を扱う研究に類似した関係にあろう。

　本稿では、看護学の研究フィールドにおいて筆者が実際に適用している生理学的、神経科学的な研究手法（客観的な指標）について、その原理、利点と欠点、適用例などについて紹介したい。それぞれの方法をうまく使えば、質的研究と量的研究を組み合わせて発展的な看護研究を進めることができるかも知れない。

1．脳機能計測

（1）近赤外線分光法（Near InfraRed Spectroscopy：NIRS）

　【原理】NIRS とは、比較的生体を透過しやすい近赤外光を用いて、局所脳血流増加による酸化型ヘモグロビン（Oxy-Hb）、還元型ヘモグロビン（Deoxy-Hb）、そして総ヘモグロビン（total Hb）の濃度変化を算出し、脳賦活情報を得る脳機能測定装置である。この装置では、頭皮上に設置した送光プローブから近赤外光を頭蓋内に照射し、3cm 離れた頭皮上の受光プローブで集光する。その際、送光プローブから照射された近赤外光は、生体内で吸収・散乱など変化し、受光プローブで受け取られる。NIRS では、集光した光の強度から大脳皮質での光の吸収率を算出し、ヘモグロビン濃度の変化を測定する。一般に、酸素と結合した Oxy-Hb は脳内に新しい血液が流入した際に増加を示す。一方、酸素を放出した Deoxy-Hb は神経細胞の活動によって酸素が消費された場合に増加する。また、Oxy-Hb と Deoxy-Hb の増減によって、両者の総和である Total-Hb が増減する。これまでの研究から、神経活動がある部位では Oxy-Hb および Total-Hb が増加し、Deoxy-Hb が減少することが知られている[1]。これは、神経細胞が酸素を消費

した直後は Deoxy-Hb が増加するものの、すぐに局所の血流量が増加し、供給される酸素を増やそうとする反応が生じるため、Oxy-Hb および Total-Hb が増加することによる。

【利点と欠点】NIRS の利点は、他の脳機能イメージング研究装置（fMRI、 PET、EEG）と比較して非侵襲なため、繰り返し実験が可能である。また、非拘束性であり設置場所をとらないため、より自然な状態で測定でき、電気的なノイズに強いという点が挙げられる。さらに、ランニングコストも他の脳機能イメージング法に比して低い。一方、欠点としては空間解像度および時間解像度の低さが挙げられよう。NIRS で計測する部位は、送光プローブと受光プローブの間の 3 cm 領域である。この間隔を狭めて空間解像度を高くしようとすると、脳まで到達しない光を受光することとなり、脳機能の計測ができなくなる。また、前述の通り血行動態の変化を検出しているため、神経細胞の活動（ミリ秒オーダー）には到底追い付かず、秒単位の時間分解能しか有していない。また、測定可能なのは大脳皮質に限られ、皮質下領域や側頭葉内側部の活動計測には適さない。さらに、プローブ下にある皮膚および筋組織の血行動態もデータに反映されるため、脳の活動を調べる際には計算論的に皮膚および筋組織の血行動態成分を除去する必要もある。

【適用例】当講座では、手浴など温熱刺激に対する生体の変化を測定しており、NIRS を用いて中枢神経系に及ぼす影響を調べている。これまでのところ、手浴[2]、温熱手袋[3,4]、ラジオ波による腹部への温熱[5]により前頭葉の活動が活発になることが明らかとなった。これら末梢への温熱刺激は、前頭葉を介した様々な効果を有していると考えられる。

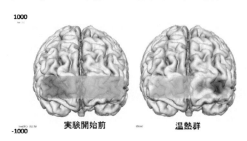

図1は温熱手袋による前頭葉活性化の例である。実験開始前に比べ、温熱手袋の使用により前頭葉（特に左側）が活性化している様子が分かる。

図1. 温熱手袋による前頭葉の活性化

使用機器：必要に応じて２種類を使い分けている。

- ◆ OEG-16　Spectratech 社製（16 チャネルあり、前頭葉外側部をカバーする）
- ◆ PocketNIRS HM　Dynasens 社製（2 チャネルで背外側前頭前野の一部を測定）

（2）脳波（Electroencephalogram：EGG）

【原理】頭皮上の電極から、頭蓋内の電気現象を記録するものである。電極とアンプ（増幅器）を結線し、適当な AD コンバータを介してパソコンに入力できるため、全体としてコンパクトな装置で脳活動を記録できる。使用するアンプの特性から、記録しているのは活動電位ではなく、興奮性シナプス後電位（EPSP）の集合電位である。そのため、厳密には神経細胞間の情報伝達現象を記録していることになる。従って、多数の神経細胞間で同期したシナプス伝達がある場合には、脳波は高振幅となる。一方、神経細胞間のシナプス伝達が同期していない場合には低振幅となる。また、多くの神経細胞間でシナプス伝達がある場合（活性化）は速波となる。一方、睡眠時の様に個々の神経細胞の活動は低下し、別の場所にあるペースメーカーによる投射を受けた同期的活動の場合には徐派化する。また、てんかんの様に、異常興奮が群発する場合には特徴的なスパイク波形が見られる。このように、脳波は振幅、周波数および波形を読み取ることで、脳の活動を調べる方法である。

【利点と欠点】

脳波の最大の利点は時間解像度の高さである。神経細胞の活動はミリ秒オーダーであるが、脳波はマイクロ秒オーダーでの記録が可能なため、リアルタイム性が高い。そのため、高次脳機能を表すといわれる P300 などの事象関連電位を記録することが可能である。一方、欠点として空間解像度の低さが挙げられよう。脳波は頭皮上の電極から頭蓋内の活動を調べるため、脳波の発生源を推定するためには逆問題を解く必要がある。双極子追跡法などが開発されてはいるが、脳波の発生は必ずしも２極間での電流ではないため、双極子追跡法にも限界がある。

【適用例】当講座では、病院待合室での環境音楽の効果を調べる目的で、被験者に音楽を視聴してもらっている間の脳波解析を行っている。その結果、音楽を順再生と逆再生で再生した場合、脳波 α 波のパワー値に明確な差を認めなかった。α 波はリラクセーションの指標とされていることから、病院の待合室などでリラクセーションを目的とし

て使用する環境音楽は、あまり凝る必要がない可能性が示唆された。

- ◆ 使用機器：V-Amp Brainproducts 社（16 チャネルアンプと AD コンバータが組み込まれており、USB でパソコンと接続する。ソフトウエアは付属していないため、フリーソフトの OpenViBE と組み合わせて使用している。フィルタ設定を変更することで、EEG の他 EMG, ECG, EGG, EOG なども測定可能）

２．自律神経活動計測

心拍変動解析（heart rate variability：HRV）

【原理】心拍の変化から、自律神経活動を計測する方法である。心拍数そのものではなく、心拍の変動である点に注意が必要である。すなわち、心拍は常に一定のペースではなく、速くなったり遅くなったりしている。この緩急が目まぐるしく変わるか、時間をかけて徐々に変化するかによって自律神経活動を推定するのが HRV である。心拍はペースメーカーである特殊心筋によって制御されている。そして、特殊心筋の活動は交感神経と副交感神経の二重支配を受けている。HRV は、心電図（あるいは脈波）の R-R 間隔を測定し、R-R 間隔の変動から自律神経活動を測定する指標である。速い周期での R-R 間隔の変動は high frequency（HF）成分と呼ばれ、一般に副交感神経活動の指標とされる。一方，遅い周期での R-R 間隔の変動は low frequency（LF）成分と呼ばれ、交感神経活動と副交感神経活動の両方の影響を受けるとされている。そのため、交感神経活動の指標には LF/HF が用いられる [6-9]。図 2 に R-R 間隔の周波数解析結果の模式図を示す。一般に、LF は 0.04〜0.15Hz、HF は 0.15~0.4Hz とすることが多い。

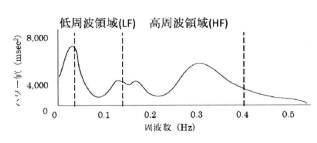

図 2. R-R 間隔の周波数解析の結果（模式図）

【利点と欠点】

　他の自律神経活動計測法に比べ、侵襲が無く時間解像度が比較的高いことが利点として挙げられよう。自律神経活動を調べるには、血中や唾液中のアミラーゼやコルチゾールなどのバイオマーカーを調べる方法がある。これらは、自律神経活動の結果を直接的に測定していると言いう利点がある。一方で、バイオマーカーを調べるには採血が必要であり、生化学的な検査をするために測定結果がすぐにわからず、また時間解像度も著しく低い（時間オーダー）という欠点がある。HRV はこれらの欠点をカバーできる利点があるが、それでも最低 30 秒以上の時間が必要である。また、HRV は自律神経活動以外の要因によっても変化する可能性があり、自律神経活動そのものを測定していないという欠点もある。

　【適用例】当講座では、手浴の際の HRV を測定し、手浴の効果の一つとして自律神経系のバランス調節効果を提唱している[2]。また、手浴だけでなく、各種の温熱による生体反応を調べる際にも、HRV を測定して自律神経活動の推定にしている[4]。さらに、情動価と覚醒度を分離して計測する方法を開発中であり、覚醒度の指標として HRV による自律神経活動計測を行っている。

　使用機器：当講座では、ワイヤレス心電計を用いて記録した心電図から、最大エントロピー法に基づくスペクトル解析により HRV を求めている。

- ◆　MemCalc/Bonaly light ジーエムエス社製（2 極誘導により心電図を測定し、無線でパソコンに送信してほぼリアルタイムで心拍変動を解析する。）

３．行動計測

　ヒトの行動は極めて複雑であり、様々な要因により影響を受ける。そのため、ヒトの行動を定量化する場合、ある程度の確立された方法を適用した方が良い。ここでは、当講座で使用している技術として、視線計測と心理学分野で頻繁に使われる反応時間や正答率などについて紹介する。

（１）視線計測

　【原理】対象者の視線の動きを非侵襲的に計測する方法としては、眼窩周囲に電極を貼り付けて眼電位を計測する方法と、眼球に赤外線を照射してその反射光を撮影する方

法がある。当講座では後者の方法により対象者の視線を計測している。装置は、キャップに装備された赤外線ランプ、眼球を撮影する小型 CCD カメラ、対象者が見ている視野を撮影する CCD カメラ、およびこれらを統合して記録する本体から構成される。眼球に照射された赤外線は、対象者には知覚されずに眼球表面の角膜で反射する。その反射点は、角膜がドーム状であるため、眼球の動きに伴って眼球を撮影した画面内での座標が変化する。この座標変化を視野画像に重ねることで、対象者が見ている場所を計算する。そのため、視線計測をする際には、視野の数か所を対象者に注視してもらって座標の校正を行ってから計測を開始する。

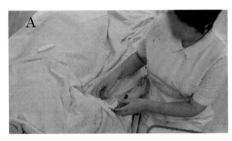 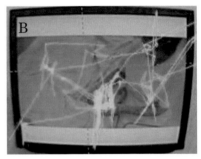

図 3. 看護業務場面に対する観察者の視線の動きの例

図 3 に視線計測の結果の例を示す。看護業務の一場面を模した静止画（A）に対する観察者の視線の動き（B）である。この例では、看護師の手元に視線が集中している」ことが分かる。

【利点と欠点】最大の利点は、対象者が自覚していない視線の動きも客観的に計測できることである。我々は、日常生活で様々なものを見ているが、意識的に注意を向けた場合にしか「注視」したという自覚はほとんど生じない。「注視」の多くは、無意識に行っている。その無意識の行動である「注視」を測定することで、対象者の注意、意識、心理状態を推定できる。一方、この原理を用いた装置には大きな欠点がある。それは、計測前に行った座標の校正が、対象者が頭部を動かすことでずれてしまい、正確な視線計測ができなくなる点である。現在は動きのある場合でも補正できるソフトウエアが開発されているが、高価である。また、あくまで視野画像の XY 座標上に視点を定めるた

め、奥行きに関する情報が得られにくいという欠点もある。つまり、遠位にある物体と近位にある物体が同じ座標軸上にあった場合、どちらを見ているのかは瞳孔径を測定して推定するしかない。しかし、瞳孔径は自律神経系や外界の光量によっても変化するため、誤差が生じる。また、眼鏡は赤外線を反射するため、測定時には使用できないといった欠点もある（コンタクトレンズは使用可）。

【適用例】当講座では、看護常務を撮影した写真を対象者に見てもらい、その視線を計測した報告をしている[10]。その結果、対象者は看護師の手元を多く注視していた。これは、採血や血圧測定などの業務を行う際、患者が看護師の顔ではなく、手元を主に注視している可能性を示唆している。なお、この結果を看護技術学会で発表した際、視線計測を看護教育に応用しているグループとの意見交換があり、第 15 回日本看護技術学会大会では視線計測の交流セッションを企画した[11]。

- 使用機器：アイマークレコーダーEMR-8　ナックイメージテクノロジー社

（2）心理学的手法

【原理】心理学的な実験では様々なパラメータを扱うが、ここでは当講座が日常的に用いている方法を紹介する。原理は至極単純であり、パソコンを用いて刺激を提示し、それに対する対象者の反応をキーボード、マウス、音声によって入力する。それにより、反応時間や課題の正答率を計算する。マウスを入力媒体とした場合には、マウスクリックの反応速度の他、モニター座標のどこをクリックしたかも記録・解析可能である。

【利点と欠点】

パソコンを利用した対象者の行動記録は、手動で行う記録に比べて反応時間などが正確に測定でき、その後の解析がスムーズに行える点であろう。特に、様々な視覚刺激の提示は、パワーポイントなどのプレゼンテーションツールに比して正確な時間制御が可能であり、かつランダム化や偽ランダム化が容易に行える点も利点である。また、映像出力先を変えることで、小さなノートパソコンの画面から液晶プロジェクタによる大画面まで選択でき、汎用性は高い。心理実験用のパッケージは Matlab などでもPsychophysics Toolbox としてフリーソフトが出回っているが、多少なりともプログラミングに慣れる必要があり、プログラミングを経験したことがない場合は大きなハードルとなる。当講座で使用している E-Prime は、Matlab に比してオブジェクト指向で分

かりやすく作られているが、それでも多少の知識が必要となる（自己学習型のチュートリアルを 1〜2 時間行えば、基本的なことは修得できる）。

【適用例】当講座では、単なる視覚刺激の提示として様々な情動画像を呈示した際の対象者の皮膚温を測定する際に利用している。また、手浴の効果として前頭葉の活性化を確認しており、その機能変化の検証としてカラーストループ課題を作成して利用している。

- 使用機器： E-Prime 9　Psychology Software Tools 社

4．サーモグラフィ

【原理】赤外線は全ての物質から放射されており、温度が高いと強くなることが知られている。この赤外線放射量を温度に変換して可視化するのがサーモカメラであり、医療用としては赤外線サーモグラフィ装置と呼ばれる [12]。

【利点と欠点】

最大の利点は非接触で皮膚温を測定できる点である。また、一般のビデオ映像の時間解像度（30 fps）は余裕でカバーできるので、皮膚温の変化を検出するには十分な時間解像度がある。一方、欠点は表面の温度しか測定できないため、直腸、口腔あるいは腋窩で測定する臨床的な体温測定に比して外界の影響を受けやすい。また、特に顔面などは化粧の影響を受ける。さらに、眼鏡レンズも赤外線透過性は考慮されていないため、顔面皮膚温測定時には眼鏡は使用できない。

【適用例】皮膚血管は自律神経の制御を受けており、一般には交感神経の活動で収縮し、副交感神経の活動で拡張する。しかし、一部の交感神経は血管拡張作用を有しており、身体部位によっては単純な自律神経活動を反映するばかりでなく、やや複雑な変化を示す。その一つの要因が、対象者の情動価（emotional valence）である可能性が示唆されている。当講座では、情動価の明らかな視覚刺激を対象者に提示し、顔面皮膚温の測定を行って対象者の情動を推定する試みを行っている。これにより、看護ケアの結果として対象者が快あるいは不快のどちらと感じているかがわかるかもしれない。

- 使用機器：infReC F50　日本アビオニクス社

5．おわりに

　近年の医学教育では、エビデンスに偏重した結果で生じた様々な弊害を教訓に、ナラティブも重要視されている。一方、看護教育では長くナラティブを重要視されており、逆にケアのエビデンスが求められている。そのため、教育だけでなく、研究においても医学および看護学の双方においてエビデンスとナラティブのバランスが重要になっている。

　本章で紹介した研究手法は、いわゆるエビデンスを追求するための手法である。理想的には、エビデンスおよびナラティブの利点欠点を相互補完できるような研究デザインが構築できれば、質の高い研究が展開でき、教育への波及効果も期待できよう。冒頭でも述べた通り、看護学は総合的な実践科学である。その有用性をさらにアピールするためには、ナラティブとエビデンスを融合させた、より説得力のある表現方法で看護研究の成果を発信していく必要があろう。本章で紹介した方法が、看護研究の発展に多少なりとも寄与できれば幸いである。

引用文献

1）Sakatani K, Takemoto N, Tsujii T, et al: NIRS-based neurofeedback learning systems for controlling activity of the prefrontal cortex. In Oxygen Transport to Tissue XXXV 2013, 449-454. Springer, New York, NY.

2）中野元，四十竹美千代，西条寿夫，堀悦郎：手浴による自律神経系および中枢神経への影響. 日本看護技術学会誌 19：43-53，2020.

3）久田智未，四十竹美千代，堀悦郎：脳血行動態に対する温熱手袋の影響. 第5回看護理工学会学術集会，2017.

4）久田智未，四十竹美千代，黒川裕文，堀悦郎：温熱手袋による高齢者の認知機能における効果の検討. 第6回看護理工学会学術集会，2018.

5）草島彩和，久田智未，角川晶保，堀悦郎：超短波による温電法が中枢神経系へ及ぼす影響. 第7回看護理工学会学術集会，2019.

6）Brunetti V, Vollono C, Testani E, et al: Autonomic nervous system modifications during wakefulness and sleep in a cohort of patients with acute ischemic stroke. Journal of Stroke and Cerebrovascular Diseases 28(6): 1455-1462, 2019.

7) 中村好雄, 山本義春：心拍変動のスペクトルとフラクタル, 体育の科学 41：515-523, 1991.

8) 岡尚省, 持尾聡一郎, 佐藤健一ほか：R-R 間隔および血圧のスペクトル解析をもちいた Parkinson 病患者の自律神経機能の検討. 自律神経 31：52-58, 1994.

9) Sun L, Chen W, Chen Z, et al: Dual effect of the Valsalva maneuver on autonomic nervous system activity, intraocular pressure, Schlemm's canal, and iridocorneal angle morphology. BMC ophthalmology 20(1): 1-11, 2020.

10) 堀悦郎, 西条寿夫：日常的看護場面に対する非医療従事者の注視点. 日本看護技術学会 第 14 回学術集会, 2015.

11) 大黒理恵, 林静子, 堀悦郎ほか：アイカメラを教育に活かそう！日本看護技術学会第 15 回学術集会. 交流セッション 9, 2016.

12) 濱口眞輔：診断機器 医療用サーモグラフィ計測機器. 医療機器 90(3)：258-265, 2020.

第2節　「手を洗う」ということ

富山大学学術研究部　基礎看護学1講座　准教授　吉井美穂

「手を洗う」という行動は、私たち日本人にとって、さほど珍しい行為ではない。私たちは、食事の前や排泄後には手を洗うよう子供の頃から教育され、手を洗うタイミングを自然と身につけていく。また、古くから様々な宗教の中にも存在しており、例えば、神社を参拝する際には手水舎で手を清めるが、これもまた、日常的な習慣として私たちの生活に根付いたものである。

近年、新型ウイルスによる感染症や強毒性細菌による食中毒の蔓延などにより、手洗いの励行を促される機会が増え、手洗いに注目がいくことも多い。しかし、自分が行なっている手洗いが、本当に意味のある結果になっているか、知っている人は少ないのではないだろうか。本節では、感染予防のために必要な手指衛生の基本について説明する。

1．手洗いの歴史

（1）手洗いの父　「イグナッツ・フィリップ・ゼンメルワイス」による提唱

今日では、手洗いが清潔を保つために有効な手段の1つであるということは常識であるが、この考え方が取り入れられるようになったのはそれほど古いことではない。

『1847年5月15日の今日付けで解剖室から出てくる医者も学生もみんな入り口のところにおかれた洗面器の塩素水で徹底的に手を洗うこと。この命令はすべての人に例外なく通用する。I. P.ゼンメルワイス』

これは、ウィーン総合病院で産科医をしていたゼンメルワイスが、第一産科病棟の前に張り出した有名な言葉である。

当時、ヨーロッパでは産後間もない母親が産褥熱（さんじょくねつ）と呼ばれる病気で多く亡くなっていた。そこで、ゼンメルワイスは、様々な仮説を検証し、その結果、感染性の粒子が医師や医学生の手に付着していることが原因であると突き止めたのである。実はそれまで、たとえ死体を解剖した後であっても、医師が次の診察の前に手を洗うという習慣はな

かった。ゼンメルワイスは、まだ微生物が発見されていないこの時代に、感染性の粒子を手洗いすることで除去できるということを発見し、その重要性を世界で初めて訴えたのである。

　しかし、この提唱は当時の医学界では理解されず、「手洗い」の重要性が一般に受け入れられるようになるには、まだ少し時間が必要であった。

（2）「手洗い」に関するガイドライン

　ゼンメルワイスによって「手洗い」が提唱されてから 100 年以上が経過した 1961 年、米国公衆衛生局は、医療従事者用の手洗い方法についてトレーニングフィルムを作成し、患者との接触前後には 1-2 分間石鹸と水で手洗いするよう勧告した。その後、CDC（Centers for Disease Control and Prevention：米国疾病予防管理センター）は、1975 年と 1985 年に病院における手洗い方法に関して正式なガイドラインを発表し、さらに 2002 年に「医療現場における手指衛生のためのガイドライン」として改定版を公開した。また、WHO もすべての国を対象としたグローバルな視点から、手指衛生の指針として「医療における手指衛生についてのガイドライン」を 2009 年に発表しており、これらは医療現場をはじめ、他の多くの場所で活用されている。

２．手洗いと手指消毒

　手指衛生には、「石鹸と流水による手洗い」と「アルコール擦式製剤による消毒」の 2 つの方法がある。一見どちらも同じように思えるが、これらには大きな違いがある

　前者の目的は手の汚れを取り除くことであり、石鹸の界面活性効果によって汚れを浮き上がらせ、それと同時に細菌やウイルスを包み込んで除去し数を減らす。一方、後者は細菌やウイルスを溶解・変形させることで殺滅し、微生物が生きて活動できないようにする。これだけを見ると、手指消毒だけでいいのではと思うかもしれないが、アルコール製剤はすべての微生物に効果があるわけではなく、また、汚れが残っていると消毒効果も減少するため、手の清潔を維持するためには手洗いと手指消毒を上手く使い分けることが必要となる。

3．手洗い名人になる

　　感染予防の最も基本的な行為は、手洗いと手指消毒である。しかし、先にも述べたように、これらは正しく使い分ける必要があり、加えてそれぞれを適切な方法で行うことが健康を維持する上で重要となる。

（1）手指衛生法の使い分け

　　「アルコール擦式製剤による消毒」は「石鹸と流水による手洗い」よりも除菌効果が高いとされており、通常はアルコールによる消毒が推奨されている。しかし、目に見える汚れがある時、また目に見える汚れが無くても食事前、トイレ後、帰宅した後などは有機物が手に付着している可能性が高いため、「石鹸と流水による手洗い」が勧められる。

（2）正しい手洗いの3つのポイント

　　「石鹸と流水による手洗い」を行う時、もちろん手順は大切なのだが、より効果的にするためにはポイントが3つある。それは、水で十分に手を濡らす、しっかり泡立てる、そして洗った後はしっかりと水分を拭き取るということである。

　　では、なぜ水で十分に手を濡らすことが必要なのかというと、一つは手の表面についた汚れを落とすためである。私達の皮膚の汚れには，汗や皮脂・はがれ落ちた角質など身体から出るものと，埃や微生物など外から付くものがあり、その中の親水性と言われる水となじみやすい性質を持つ汚れは水で洗い流すことができる。もう一つの理由は、手洗いに使う石鹸の泡立ちを良くするためで、これにより汚れを浮かび上がらせ，皮膚をこすりすぎず効率的に汚れを落とす効果が期待できる。

　　次にしっかり泡立てること、これは先ほど石鹸は泡立てることで汚れを浮かび上がらせると説明したが、石鹸を泡立てることで皮膚のしわなど細部にまで石鹸を行き渡らせることができるからである。この泡による体積の増大は少ない量でも広い面積を洗うことに貢献する。さらに、界面活性剤は皮膚刺激性を持つと言われているので、よく泡立てることで，すすぎ後の洗浄成分の皮膚への残留が少なくなり、手荒れの予防にもなる。

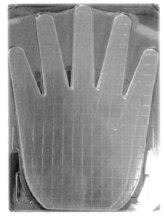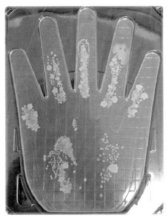

図1. 手洗い後の一般細菌培養

（左：ペーパータオルで乾燥させた手、右：濡れたままの手）

　3つ目は、清潔なハンカチやペーパータオルなどで乾燥させること、これも大切なポイントとなる。微生物は水のあるところを好むため、手に水分が残ったままだと環境中または手の常在菌などが増えてしまうのである。そして、不十分な乾燥は手荒れの原因にもなる。手荒れした手は通常よりも多くの微生物が存在するうえ、手指衛生回数や効果も下げることからも、手を洗った後はしっかりと手を拭くことが大切である（図1）。

（3）残念な手洗いにならないために

　皆さんは、手洗い後どのように水を止めているだろうか。最近は自動水栓のところも増えてきたが、そうでないこともまだまだ多い。水道の蛇口やレバーは誰が触っているかもわからないうえ、そもそも洗う前の手で触っていることから常に汚染しているという意識を持っておこう。したがって、直接触れるのではなくペーパータオルなどを使って間接的に止める、または、レバー式であれば肘で閉めるなど工夫をしてみると良い。

　さらに、手を洗った後に髪を整える、中には拭くものがなくてスタイリングでごまかすといった様子をトイレではよく見かけるが、髪や顔には微生物や汚れがたくさんついている。トイレに行って、大きな鏡の前に立つと身だしなみが気になるのはよくわかるが、何のために洗ったのかを少し思い出してみよう。特に顔は鼻、口、目といった体内

への感染経路がたくさんあるため、触れる前、触れた後に消毒もしくはもう一度手洗いすることを心がけて欲しい。また何日使ったかわからないようなハンカチやタオルで手を拭く、または、ズボンのお尻の部分にこすりつけたり服の端のほうで拭くといった行為は、せっかくキレイになった手をわざわざ汚していることになるため、清潔なタオルなどを利用して乾燥させることをお勧めする。

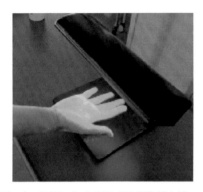 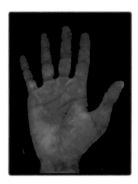

図2左 目視による確認（蛍光塗料を塗って手洗い後にブラックライトで確認する様子）
図2右 洗い残しのある手（白く光っているのが汚れの残っている部分）

4．効果的な手洗い普及に向けての挑戦

とはいえ、自分の手洗いが正しいのかどうかを判断するのはなかなか難しい。これは医療従事者も例外ではない。そこで、医療現場では比較的簡便に行えるブラックライトと蛍光塗料を用いた手指衛生教育がよく行われる。しかし、この方法では目視で確認することで評価を行うのみで記録に残らないため、結果がどのように活用されているかは明らかではない。

現在、私たちは効果的な手洗い技術の獲得とその持続に向け、写真を客観的データとして収集し、手洗い結果を判定出来るようなシステムの開発に取り組んでいる。今後、この取り組みによって、最も基本的かつ誰でも簡単に行える手洗いが、多くの人の健康に貢献できることを期待したい。

参考文献

1）Boyce JM, Pittet D: CDC Guideline for Hand Hygiene in Health-Care Settings. Recommendations of the Healthcare Infection Control Practices Advisory Committee and the HICPAC/SHEA/APIC/IDSA Hand Hygiene Task Force MMWR 2002; 51(RR-16): 1-45.

2）World Health Organization : WHO guidelines on hand hygiene in health care: first global patient safety challenge: clean care is safer care: World Health Organization, Patient Safety, Geneva, Switzerland, 2009.

3）玉城英彦：手洗いの疫学とゼンメルワイスの闘い（第 2 版）.東京, 人間と歴史社, 2020.

4）Yamamoto K, Yoshii M, Kinoshita F, et al: Quantitative evaluation of hand washing skills based on convolutional neural network for nursing education, Forma 35:15-19, 2020.

第3節　セルフケアを支える看護

富山大学学術研究部　基礎看護学2講座　准教授　坪田　恵子

　セルフケア理論を構築したオレム(Dorothea E. Orem) は「セルフケアとは、安定もしくは変化する状況の中で自分自身の機能と発達を調整するために、適切かつ信頼性、妥当性のある諸方策を使う力をもち、また発達したあるいは発達しつつある能力のある成熟した人々および成熟しつつある人々の行為である」[1] と述べており、人間をセルフケアできる力がある存在であると捉えている。看護師として勤務していた頃、「患者自身のセルフケアの力が充分に出せていないために病気と上手く付き合えていないのではないか。」と感じる患者さんとの関わりを経験した。そのことよりセルフケアの力が充分に出せるように患者さんと関わっていきたいと思い、セルフケアに関する研究をこれまで行ってきたので紹介させていただく。

1．高血圧症患者のセルフケア

　私が眼科病棟に勤務していた頃、高血圧症である患者Aさんは突然の硝子体出血で緊急入院して来られた。「血圧が高いと言われていたけど、こんなことになるなんて・・・」と突然の視力低下に動揺されていた。仕事も忙しく、血圧コントロールをしていなかったようであった。他にも、高血圧症による視力障害が原因で、入院してくる患者に関わる機会が度々あった。これらの経験から患者自身のセルフケアの力を導き、少しでも望ましい生活を送ることへの看護支援に関わる研究に着手したいと考えた。

（1）高血圧症患者の自己管理について

　高血圧症患者さんと話をしていると、血圧をコントロールできる要因として、塩分制限については多くの方が理解しているが、運動、節酒、ストレスの軽減などが有効であることを知らなかったという声を聴く。そこで、私は食事療法や運動療法についての調査をした。食事療法に関して血圧コントロールに有効であることを「よく知っている」「だいたい知っている」を合わせて89.4%、「あまり知らない」「知らない」を合わせて

10.6％を占めていた。運動療法に関しては、血圧コントロールに有効であることを「よく知っている」「だいたい知っている」を合わせて 69.6％、「あまり知らない」「知らない」を合わせて30.4％を占めていた。このことより、運動療法についてはあまり理解されていない状況であった。また食事療法といっても減塩以外はあまり知らないようであった。生活を送る上でどのような大切な視点があるのかを患者自身が知ることが必要であると感じた。

血圧コントロールの状況について、本邦における管理率（降圧薬服用者のうち収縮期血圧 140 mmHg 未満及び拡張期血圧 90 mmHg 未満の者の割合）は 1980 年以降の調査において 10 年毎に見ると上昇しているが、2010 年において男性では約 30％、女性では約40％である[2]。この現状は、高血圧症患者にとって望ましい日常生活行動の自己管理を充分に行うことができていない人の多さを反映しているものと考えられた。このような状況の中、望ましい日常生活行動をとることができるように援助するには、まず生活行動を記した自己管理表が必要であると思われた。

（2）高血圧症患者の自己管理測定尺度の作成

高血圧治療ガイドライン[3]では、生活習慣の複合的な修正はより効果的であることが示されており、修正項目として減塩、野菜・果物・魚の積極的摂取、脂質を控える、減量、運動、節酒、禁煙等が挙げられており、様々な視点から生活習慣を見直すことが重要となる。そこで、食事・運動・ストレス・飲酒・喫煙の生活習慣に関する側面、及び服薬管理を含めた複合的な管理項目から構成される「高血圧症患者の日常生活行動自己管理尺度（自己管理表）」[4]を作成した。本尺度は高血圧患者の日常生活における自己管理度測定尺度[5]の改訂版である。

（3）自己管理表を用いた支援の効果

作成した自己管理表を用いて支援していくことが、高血圧症患者のセルフケア行動に繋がるのかを検証するために、自己管理表を用いた支援効果を明らかにする研究を行うこととした。本研究における支援では、自己管理表の得点の低い項目について改善できるような生活をすることが血圧の安定化のために必要であることを伝えるとともに、患者と一緒に得点の低い項目の内容を確認した。そして、自身の生活で取り組みができそうな点はあるかを尋ね、生活行動の改善に繋げるように心掛けた。また、自己管理が出

来ている項目については、そのことによる自己効力感が高まるように支援した。

　自己管理への支援の結果として、自己管理尺度の得点（平均得点 ± 標準偏差）を算出し、支援前後の比較をした（表1）。食事・運動・ストレス・服薬・喫煙管理について、支援前の合計得点よりも支援後において有意な得点の上昇が見られた。飲酒管理においては、有意な変化は見られなかった。

　さらに、対象患者のセルフケア能力の変化を確認するために、慢性病者のセルフケア能力を査定する質問紙[6]を使用し、支援前後の得点を比較した（表2）。支援前の合計得点の平均値±標準偏差は111.1±11.6点であり、支援後の方が115.5±12.2点と高かった（$p < 0.05$）。下位概念毎に支援前後の平均得点をみると、「健康管理法の獲得と継続」と「体調の調整」の項目において、支援前よりも支援後の方が有意に高かった。

表1　支援前後の自己管理得点

項目	支援前	支援後
食事管理	20.91±4.88	23.14±4.17 **
運動管理	19.00±2.79	21.31±3.28 **
ストレス管理	25.09±3.24	26.82±4.05 **
服薬管理	23.73±3.38	25.68±2.19 **
飲酒管理	10.36±2.62	11.07±2.43
喫煙管理	7.00±1.63	8.14±1.57 *

Wilcoxonの符号付き順位検定　*$p < 0.05$, **$p < 0.01$

表2　セルフケア能力の得点

項目	支援前	支援後
1. 健康管理法の獲得と継続	35.4±5.3	38.0± 5.0 **
2. 体調の調整	27.0±3.2	28.2± 3.6 *
3. 健康管理への関心	29.8±2.8	30.6± 2.8
4. 有効な支援の獲得	18.9±2.6	18.7± 2.6
合 計 得 点	111.1±11.6	115.5±12.2 *

Wilcoxonの符号付き順位検定　*$p < 0.05$, **$p < 0.01$

　これらの結果より、自己管理表を用いた支援を行うことによりセルフケア能力が高まることが示唆された。この自己管理表は調査した施設で、その後も使用していただいて

いる。そして、学生教育においては、このような複合的な視点からの支援を考えられるような助言に役立てている。

また、自己管理への支援により、支援前の収縮期血圧 139.6 ± 11.5／拡張期血圧 85.4 ± 8.8mmHg が、支援後は 134.8 ± 12.3／82.3 ± 10.3mmHg であった。支援前後の血圧値を比較すると、支援後の方が収縮期血圧及び拡張期血圧ともに低くなる可能性が示唆された。

（4）日常生活行動の改善に向けた患者のセルフケア

次に、高血圧症患者はどのように持てる力を出してセルフケア行動をとっているのかを明らかにしたいと考え、日常生活行動の改善に向けた自己管理方法についての研究を行った。特に職業をもつ者はもたない者よりも自己管理得点が低いという調査結果が得られており、職業をもつ人への自己管理支援を重視して、インタビューを行った。その結果、次のような対象からの言葉より自己管理への工夫についてのカテゴリーが得られた。"勤務は 3 交替制であるが、必ず 6 時間の睡眠時間を確保しており、就寝・起床の時間を決めている" などの言葉より『仕事によって生じる生活リズムの変化に対し工夫した対処行動をとる』のカテゴリーが抽出され、"職場では階段を使うようにしている" などの言葉より『仕事と組み合わせた運動を実施する』のカテゴリーが抽出された。また、"時々、銭湯に通っており入浴後は血圧が下がる。リラックスできていると感じる" などの自らのストレスを軽減するための行動をとっており『からだの負担を軽減するための行動をとる』のカテゴリーが導かれ、"夜勤後は家に帰って食事をする" など外食よりも家での食事に気を遣っており『血圧を意識した食生活をする』というカテゴリーを導いた。さらに、"配偶者も薬を飲んでおり、お互いに薬を忘れないように気を付けている" など家族からの支援も自身のセルフケア行動に繋がっていた。このように、高血圧症患者は健康に過ごすために病気と付き合いながら自身で工夫したセルフケア行動をとっていることが分かった。

以上のことからも、オレムの述べる＜セルフケア＞を行う力を人々は持っている。その力を健康維持のために発揮できるように支援することが看護にとって大切な視点であり、私の信念でもある。患者のセルフケアの力に注目することで、患者支援につながるような学生教育を今後も行っていきたいと考えている。

引用文献

1) ドロセア E. オレム：オレム看護論—看護実践における基本概念（第4版）. 小野寺杜紀 訳, 医学書院. 2005.

2) Miura K, Nagai M, Ohkubo T.: Epidemiology of hypertension in Japan. Circ J 77: 2226-2231, 2013.

3) 日本高血圧学会高血圧治療ガイドライン作成委員会：高血圧治療ガイドライン2014. 日本高血圧学会, ライフサイエンス出版, 2014.

4) Tsubota K, Inagaki M: Development of a self-management scale for the evaluation of behavior in daily life in patients with hypertension: an investigation of reliability and validity, Journal of the Tsuruma Health Science Society Kanazawa University 36(1), 1-10, 2012.

5) 坪田恵子, 上野栄一, 高間静子：高血圧症患者の日常生活における自己管理度測定尺度の作成. 日本看護研究学会雑誌 28（2）：73-80, 2005.

6) 本庄恵子：慢性病者のセルフケア能力を査定する質問紙の改訂. 日本看護科学会誌21(1):29-39, 2001.

第4節　看脚下ー足を見る・診る・看る力

富山大学学術研究部　人間科学1講座　教授　金森昌彦

看護の基本に毎日のバイタルサインのチェックがあります。血圧、脈拍、体温など「からだ」が生きる上で大切な生体情報の把握です。以前の病棟には、紙の温度板というものがあり、毎朝の回診の前には必ず見ていました。記載されている「いのち」の情報はとても大切ですが、整形外科医の私にはいつも物足りなさを感じていました。それは痛みの状況とか、麻痺の変化などがあまり記載されてないということです。もっとも看護記録には書いてあるのでしょうが、そこまで確認するより回診して患者さんに聞いた方が早いということでもありました。「いのち」の情報が中央部の状態を表すなら、四肢末端の情報も同じように大切ではないかと思うのですが。両者が確かであれば、その途中はきっと問題は生じてないはずです。そこで筆者が看護教員になってから始めたテーマは「心臓から最も遠いところにある足趾にもっと注目しよう」というものです。本章は「足趾のフィジカルアセスメント」に関する一連の研究[1-11]を紹介するものです。

1.　看脚下ー足を見る

「看脚下」—これは禅語ですが、「脚下照顧」あるいは「照顧脚下」とも言います。簡単な例で言えば、心を美しく落ち着かせるには足下（あしもと）を見よ— 脱いだ履物を揃えるところから始まる、といった意味です。一方、「他人の足下を見る」というのは他人の弱点につけ込むという意味合いもあり、良くないイメージを持ちますが、医療において「患者さんの足趾をよく見る」ことは大事な視点だと思っています。足趾は立位歩行において地面や床面に接する「からだ」のパーツですが、人間の体幹バランス維持、転倒予防に大きな役割を持ち、活動を支えます。自由に動けることは生きがいにもつながり、「こころ」の満足になります。車でいえばどんなに高級な外車に乗ろうとも、タイヤがしっかりしなければ満足した走りはできないというところでしょうか。足趾の健康が患者さんの健康に結びつくことは間違いないと思うのです。

2．足を診る－「足趾力」を考えてみた

　「診る」とは診断することです。足趾の場合は、主として、疾病診断、運動機能と感覚機能の診断ですが、その悪化はいずれも転倒予防に関係します。運動機能は徒手筋力評価で行います。感覚機能はデルマトームに沿った痛覚や触覚、振動覚などで評価できます。これらは椎間板ヘルニアなど神経麻痺を生じる脊椎疾患や糖尿病の足病変の診断で用いられます。しかし、私は足趾に対してこれだけの評価で全貌が理解できるとは思えず、いわゆる複合機能（たとえば足趾の器用さなど）を考えるべきではないかと考えました。手において測定される握力、これは足指筋力測定器（竹井機器工業製・新潟市）というのが販売されていました。次に足趾で挟む力、これは足指力計測器「ちぇっかーくん」（日伸産業製・福岡市）というもので測定できます。しかし、つま先が階段に引っかかる、スリッパが脱げやすいなどにより転倒の原因にもなる足趾伸展力を測定する器械がありませんでした。そこで、2017 年に新規作成しました（図1）。また、脊髄症の診断で用いる手指の 10 秒テストに準じた足趾 10 秒テスト（10 秒間に何回足趾の屈伸ができるか）の標準値の設定をしたり、足趾のじゃんけん機能などについても評価できるかどうかについて調べてみたのです。その結果、以下のように「足趾力」というものを独自に定義しました。そして、この複合力である足趾力がバランス維持や転倒予防にどのように関与するかを調べていくことにしたのです。

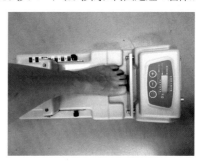

図1　足趾伸展力測定器（竹井機器工業製・当講座開発）

【足趾力の定義】足趾力とは単なる個々の筋力ではなく、複合して働く力のことである。その判断には下記に示す中から 2 つ以上の測定方法を用いることとする。

1. 足趾握力（足趾でつかむ力）
2. 足趾伸展力（足趾で押す力）
3. 足趾挟力（第 1 趾と第 2 趾で挟む力）
4. 足趾俊敏力（10 秒テスト：10 秒間に何回足趾の屈伸ができるか）

これまでも転倒と下肢の運動機能との関連については様々な研究がされています。リハビリテーション領域の報告が多く、下肢の運動機能評価では、そのほとんどが粗大筋力（大腿四頭筋、ハムストリングスなど）を対象にしておりました. 長谷（当時大学院生）ら[5]は2000〜2012年の過去13年間の転倒予防に対する文献研究において粗大筋力を中心とした下肢機能に着目しているものが32件であるのに対し、足趾に対するものが6件しかなく、注目度が少ないことを述べています。しかも対象者は健常成人であり、高齢者や患者に対しての注目はほとんどされていませんでした。

本江ら（当時看護学科4年）[5]は、足趾力の標準値を設定しようとしました。この時は、足趾伸展力測定器は未作成でしたので、残りの3項目を調べました。足趾挟力は男性で4 kg程度、女性で3 kg程度ですが、29歳以下の女性はむしろ弱い力でした。足趾握力は男性で15 kg程度、女性で7 kg程度です。男性では年々低下する傾向がありましたが、女性は30〜49歳が最も強く、29歳以下の女性はやはり弱い傾向がありました。10秒テスト（足趾俊敏力）は男女ともに16回程度ですが、50歳以上では低下します。若年女性の筋力は正常ですが、このような複合力というか、足趾の器用さは意外にも少ないのかもしれません。Nagataniら[8]は同じような手法で富山県リハビリテーション病院に入院した患者に対して実施しました。その結果、足趾挟力と足趾俊敏力は下肢機能における筋力評価や静的バランスである開眼片脚起立時間にも関連性があることがわかりました。

また鷲塚ら[7]は、足趾力は立位と座位のバランスに与える影響が異なることをディジョックボードという測定器機を用いて分析し、足趾に関するバランス研究の知見も得られるようになりました。これらを含めた当講座の一連の研究（表1）により、足趾を含めた下肢機能は個々の筋力評価ということだけではなく，足趾の複合能力のほか動的および静的なバランス能力が重要ではないかと考えるようになりました. そして、日本が世界に提唱するロコモティブシンドローム（通称ロコモ）対策の1つとして、足趾屈伸を速く繰り返す運動が簡便に実施でき、かつ有効ではないかと考えるようになったのです。

表1　当講座での足趾力に関する掲載論文一覧

論文題目	執筆者	掲載誌	発行年	文献番号
東西文化の生活様式からみた運動器の健康と人間科学	金森ら	富山大学看護学会誌11巻1号（総説）	2012	1)
運動器フィジカルアセスメントの実施状況－富山市内に勤務する看護師へのアンケート調査から－	長谷ら	富山大学看護学会誌11巻1号	2012	2)
看護フィジカルアセスメントにおける足趾力の評価の意義（第1報）－健常人を対象とした基準値の設定－	本江ら	富山大学看護学会誌12巻2号	2012	3)
看護フィジカルアセスメントにおける足趾力の評価の意義（第2報）－転倒骨折を生じた運動器症候群の患者における検討－	金森ら	富山大学看護学会誌12巻2号	2012	4)
看護フィジカルアセスメントにおける足趾力の評価の意義（第3報）－転倒予防に対する足趾機能に関する文献研究－	長谷ら	富山大学看護学会誌13巻1号	2013	5)
足趾力強化トレーニングの効果	長谷ら	共創福祉10巻1号	2013	6)
足趾力・下肢力とバランス感覚との関連性について	鷲塚ら	Toyama Med J 26巻1号	2015	7)
Toe-gap force and static standing balance: Factors affecting fall risk	Nagatani, et al.	Int Med J 24(6) supplement	2017	8)
ロコモティブシンドロームの自覚に対する日常生活の工夫－自立している地域在住高齢者のインタビューから－	河相ら	日本看護研究学会誌41巻4号	2018	9)
足趾フィジカルアセスメントにおける10秒テストの妥当性	長谷ら	Toyama Med J 29巻1号	2018	10)
地域在住男性高齢者の転倒リスクに関連するロコモ評価・足趾運動機能の検討	河相ら	心身健康科学16巻2号	2020	11)

3. 足を看るとはどのようなことか

　「看る」とは、看護の授業で「手と目でみること」だと説明されます。具体的に足を看るということについて考えましょう。足を「診る」とは、疾病の診断という以外にも個々の筋力評価ではなく、その複合力をみるということを説明しました。しかし感覚機能に関しては未だ検者の主観的な評価にとどまっています。例えば患者さんが「足が冷える」と訴えているとします。整形外科医の診察では「自覚症状に下肢の冷感あり、しかし触診上はそれほど冷たくはない・・・」などと記載して、「保温に気を付けてくださいね」くらいで終わっていくかもしれません。もし、この患者さんが入院している場合には、時間もありますので、もう少し科学的に把握することを看護のケアの中で実践してみませんか？同じように冷感を感じても実際には皮膚温が低下している時とそうでない時、足背動脈の触知の程度にも差があります。実際に行うことは皮膚温測定で良いのですから、難しくはありません。虚血による血流低下、神経痛に伴う皮膚温感覚の変化など、客観的に数値でとらえていくことが看護のサイエンスの発展につながります。看護のフィジカルアセスメントは医師とは異なる視点で状態観察をすること、それを繰り返し行うことで、新たな変化にいち早く気付くことが求められていると思うのです。繰り返し行う場合には必ず複数の看護師の手を必要とします。だからこそ客観的な指標でもって評価しないと、その変化がわかりません。つまり誰でも使える簡便な測定器やその指標を作っていくことが、看護のフィジカルアセスメントの中で必要だと思うのです。そうすれば今後さらに需要が増す在宅ケアの中でもきっと役に立ちます。現在は足趾のケアでは足浴が行われていますが、その効果について、「気持ち良い、快感である」というだけの表現にとどまらず、室温や皮膚温の分析をしたり、お湯を使用しない足湯（例えば天然岩盤石ビーズを使用したも

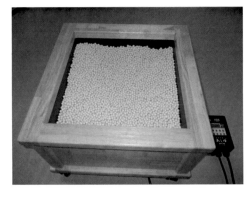

図2 ビーズを用いた「あしゆ」（ゆめろん黒川、越前市）

の：図2）などの効果にも言及できれば良いのではないかと思います。作家の五木寛之さんは「こころ・と・からだ（講談社）」という本の中で、以下のことを書いておられます [12]。

*　　　　　　　　*　　　　　　　　*

　「足を洗うとき、ただモノを洗うように洗っているわけではありません。一日ずっと駆使した足の指はすっかりくたびれはてて、変な匂いさえはなっています。そんな足の指に名前をつけてみました。右の足の親指は一郎です。いまふうにイチローと呼んだほうがいいでしょう。イチローのとなりの指がジローで、・・・・（中略）
　足の指の一本一本と対話しながら丹念に洗っていると、そこから何かしら伝わってくるものがあるのです。」

*　　　　　　　　*　　　　　　　　*

この「何かしら伝わってくるもの」が多忙な私たちの生活には欠けている気がします。清潔を維持するというだけでなく、愛着を持ってマージナルな領域である足趾を大切にして、ケアをしていくことで、「からだ」との会話ができ、健康感が取り戻せるのではないかと思います。

「看脚下」－あえて自らの足下を見よ、という「東洋の智」は、我々に精神面・「こころ」だけではなく、意味転じて身体面・「からだ」の維持と健康回復の秘訣を教えてくれているのです。すなわち「看る」とは、見るだけではない、診断するだけでもない、多角的に、かつケアも含めて、そして時間軸も取り入れた患者さんへの対応だと思います。足趾というマージナルな領域を研究の対象にしているからこそ、「看」という字の奥深さを感じさせてくれるのではないかと思います。

引用文献
1）金森昌彦：東西文化の生活様式からみた運動器の健康と人間科学. 富山大学看護学会誌 11(1)：1-7, 2012.
2）長谷奈緒美, 江尻昌子, 山口容子ほか：運動器フィジカルアセスメントの実施状況－富山市内に勤務する看護師へのアンケート調査から－. 富山大学看護学会誌 12(1)：47-52, 2012.

3）本江恭子，金森昌彦，長谷奈緒美ほか：看護フィジカルアセスメントにおける足趾力の評価の意義（第1報）－健常人を対象とした基準値の設定－．富山大学看護学会誌 12(2)：101-111，2012.

4）金森昌彦，堀岳史，安田剛敏ほか：看護フィジカルアセスメントにおける足趾力の評価の意義（第2報）－転倒骨折を生じた運動器症候群の患者における検討－．富山大学看護学会誌 12(2)：113-121，2012.

5）長谷奈緒美，金森昌彦，安田剛敏ほか：看護フィジカルアセスメントにおける足趾力の評価の意義（第3報）－転倒予防に対する足趾機能に関する文献研究－．富山大学看護学会誌 13(1):35-48，2013.

6）長谷奈緒美，鷲塚寛子，境美代子ほか：足趾力強化トレーニングの効果．共創福祉 10(1)：37-42，2015.

7）鷲塚寛子，金森昌彦，長谷奈緒美ほか：足趾力・下肢力とバランス感覚との関連性について．Toyama Med J 26 (1)：25-32，2015.

8）Nagatani N, Nagatani H, Yoshino O, et al: Toe-gap force and static standing balance: Factors affecting fall risk. Int Med J 24(6) supplement: 1-2, 2017.

9）河相てるみ，宮城和美，境美代子ほか：ロコモティブシンドロームの自覚に対する日常生活の工夫－自立している地域在住高齢者のインタビューから－．日本看護研究学会誌 41(4)：723-739，2018.

10）長谷奈緒美，長谷一，吉野修ほか：足趾フィジカルアセスメントにおける10秒テストの妥当性．Toyama Med J 29 (1)：17-22，2018.

11）河相てるみ，中田智子，金森昌彦：地域在住男性高齢者の転倒リスクに関連するロコモ評価・足趾運動機能の検討．心身健康科学 16(2)：63-71，2020.

12）五木寛之：こころ・と・からだ．東京，講談社，2005年.

第5節　東洋医学と看護をつなぐ

富山大学学術研究部　成人看護学1講座　准教授　山田理絵

　西洋医学における医療技術はめざましく進歩し、多種類の医薬品も続々と開発され、急性疾患に伴う生命の危機的状況の多くは克服されるようになりました。その一方で、西洋医学だけでは原因や治療法が分からなかったり、治療方法が確立していても重篤な副作用のリスクを心配したり、十分な治療効果が得られず難治性で全身性の不調を抱えた人々が増加しています。そのため，近年，東洋医学に対する社会のニーズが高まってきています。東洋医学は疾患ではなく人を診ること、心と身体の健康問題を切り離すことなく全人的に捉えることを重要視し、患者さんが本来持っている自然治癒力を最大限に引き出し、病的状態から健康な状態へとシフトさせる医療です。また個々の患者さんの体質に合わせたオーダーメイド治療を提供するために、西洋医学と東洋医学を融合させた統合治療も行われています。

　漢方治療を受けている患者さんにお話を伺うと「和漢の先生は何かが違う」と話されたり、漢方専門医に厚い信頼を寄せたり、漢方診療に満足していらっしゃる印象を強く受けます。患者さんのニーズを満たし、生活の質（quality of life: QOL）を向上させる漢方診療とはどのようなものだろうかという疑問を持ちました。また 2017 年には看護学教育に、漢方教育を導入するよう指針が定められました。しかし東洋医学に関する看護研究は、それほど盛んには行われておらず、研究知見が蓄積されていないのが現状です。東洋医学の成り立ちは、病いと共に生きなければならない人間の健康維持に対して養生を行うこととされます。すなわち，未病を含めた心身の健康とその人らしさにも焦点を当てるということが、看護援助を行う看護学と重なり合う部分が大きいと考えます[1]。そこで上記の疑問を解決することで、東洋医学と看護を繋ぎ、患者さんの看護援助を考える手がかりが得られるのではないかと考えました。

1．患者さんのニーズを満たす漢方診療

　患者さんのニーズを満たす漢方診療とはどのようなものだろうかという疑問を解決するために、5 名の漢方専門医[1]（平均年齢 50.6 歳，専門医としての平均経験年数は 16.2 年）の協力を得て，漢方外来診療に参加させて頂きました。そして漢方専門医と患者さんとの関わり方、両者の距離、漢方専門医の行動、ジェスチャー、姿勢や身体の向き、診察のタイミングと手順などの観察を行い、インタビューも行いました。

　分析の結果、漢方専門医は患者さんの話を丁寧に聴く時や患者さんに重要なことを伝える時、パソコンに向き合っていた身体や脚の向きを患者さんの方に向け、椅子の肘掛に両肘を置いて両脚を肩幅に広げたり、前傾姿勢をとったり、会話中にジェスチャーを取り入れたり、アイコンタクトをとり、自身の関心が患者さんに向いているというサインを活用していました。コミュニケーションは，言語的コミュニケーションが 7%，非言語的コミュニケーションが 93%占めていると報告されています。病いを抱え不安になっている患者さんは、医療者にちゃんと話を聴いて欲しいというニーズを持っています。漢方専門医の関心のサインを受け取った患者さんは、病いにより日常生活で何が困っているかを語ることができ、話を傾聴してくれる漢方専門医を信頼するようになり、両者の関係性が構築されていくように思われました。

　また漢方専門医が用いる漢方薬はアシストであり、患者さんが自身の身体や心に関心を向けて責任を持ち、継続的に健康管理を行ってほしいと考えていました。そのために漢方診療中の患者さんのジェスチャー、表情、姿勢などを観察し、患者さんの行動変容に繋がるトリガーを探していました。人間は誰しも自分のことは自分でしたいというニーズを持っています。患者さんが気付いていないトリガーを漢方専門医が探し見つけることで、患者さんは自身の力で健康を管理しようと行動を変容させていくのではないかと考えられました。

　これらより漢方専門医は患者さんのニーズを満たすために、いくつかのストラテジーを活用していることがわかりました。そして漢方専門医が観察力を重要な能力と捉え、

---

[1]漢方専門医：西洋医学における専門医資格を取得後，漢方医学を修得し、漢方医学的な理論、知識、手法を駆使して四診及び漢方医学的診断を行い、漢方により治療かつ養生を指導するだけでなく、必要に応じて西洋医学も併用できる医師を指す。

活用していたことから、漢方専門医に特徴的な視線の動きと患者のニーズを満たす漢方診療は何か関係があるように思えましたが、彼らの行動の観察とインタビューだけでは明らかになりませんでした。

２．漢方診療における漢方専門医の視線の動き

そこで漢方専門医の視線の動きを調査することにしました。Brunye ら[3]の方法を用い、9 名の漢方専門医（平均年齢 48.2 歳、専門医としての平均経験年数は 13.9 年）に，めがね型の視線計測装置を装着してもらい, 模擬漢方診療を行ってもらいました（図 1 左）。模擬患者は，20 歳代男性、頭痛と口内炎があり、漢方外来を受診したという設定にしました。漢方診療で重要な診察の 1 つである腹診（お腹に触れ，抵抗感や圧痛の有無などを診る）の際の視線の動き（図 1 中央と左）と、模擬患者への声掛けの内容を調査しました（表 1）。

分析の結果、「患者に 1 つずつ症状を確認する」「患者に症状を理解したことを伝える」「腹診時，常に患者を気遣う」という声掛けが多い漢方専門医は患者の顔と目を見る時間が長く、回数も多いことが明らかになりました。漢方専門医は、腹部の違和感や痛みの有無を模擬患者の発言だけでなく、表情や視線の動きも捉えることで、有益な漢方医学的所見を得て、的確な漢方医学的診断に繋げていると考えられました。西洋医学だけでは解消されない全身性の不調を抱えた患者さんにとって、的確な漢方医学的診断は患者さんのニーズを満たすものだと考えます。

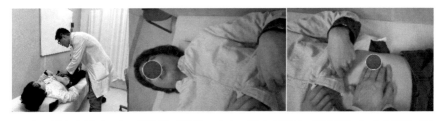

図 1 左：漢方専門医による模擬診療風景、中央：漢方専門医の腹心時における視線（目を注視して症状を確認）、右：漢方専門医の腹心時における視線（腹部を注視して症状を確認）、赤丸は漢方医の注視点を表す。

漢方治療を受ける患者さんを支える看護援助とは何かという疑問は、まだ解決されていません。しかし、まずは患者さんのニーズを満たす漢方診療を探究することで、漢方治療を受ける患者さんのニーズを満たす看護援助の手がかりが得られると考えています。

表1 漢方専門医の腹診時の声掛けの内容分析

カテゴリー	%
患者に1つずつ症状を確認する	39.1
患者に症状を理解したことを伝える	18.2
腹診時，常に患者を気遣う	17.5
患者に腹診の開始を伝え準備を促す	10.5
患者に腹診の終了を伝える	9.8
腹診と問診を同時に行う	4.9

引用文献

1) 山田理絵：看護師の直観に基づく意思決定に関する文献レビュー．日本看護研究学会 41（5）：1021-1032, 2018.

2) Chant B, Madison J, Coop P, Dieberg G: Beliefs and values in Japanese acupuncture: an ethnography of Japanese trained acupuncture practitioners in Japan. Integr Med Res 6: 260-268, 2017.

3) Brunye TT, Drew T, Weaver DL, Elmore JG: A review of eye tracking for understanding and improving diagnostic interpretation. Cog Res Princ Implic. 2019 Feb 22 4(1):7. doi: 10.1186/s41235-019-0159-2. (cited 2020-10-14).

第6節　人が倒れている現場に遭遇したら

富山大学学術研究部　成人看護学2講座　助教　伊井みず穂

　日常生活において、人が突然倒れる・倒れている現場に遭遇する機会はどれくらいあるだろうか。その頻度は高いものではない。しかし、もし目の前で人が倒れた場面に遭遇したら・・・。その命を守るためには、その場に遭遇した人が躊躇することなく、適切な行動をとることが不可欠である。

　日本における蘇生に関するガイドラインは、日本蘇生協議会（Japan Resuscitation Council: JRC）が作成した「JRC 蘇生ガイドライン 2015」[1] を基本とし、重要コンテンツが随時追加されている。これは「JRC 蘇生ガイドライン 2020」と改訂する予定であったが、COVID19 感染対策のために遅延し 2021 年に持ち越された。このガイドラインは国際蘇生連絡委員会（International Liaison Committee On Resuscitation: ILCOR）によって作成される国際コンセンサス（Consensus on Science with Treatment Recommendations: CoSTR）に基づくものである。

1．救急蘇生法とは

　「JRC 蘇生ガイドライン 2015」では、心停止や窒息という生命の危機的状況に陥った傷病者や、これらが切迫している傷病者を救命し、社会復帰に導くためには、「救命の連鎖」が必要となるとしている。JRC の提唱する救命の連鎖は、下記の 4 つの要素によって構成されている。

1．心停止の予防
2．心停止の早期認識と通報
3．一次救命処置
4．二次救命処置と心拍再開後の集中治療

　早期認識は、突然倒れた人や、反応のない人をみたら、ただちに心停止を疑うことから始まる。心停止の可能性を認識したら、大声で叫んで応援を呼び、救急通報（119 番

通報）を行って、自動体外式除細動器(automated external defibrillator: AED)と蘇生器材を持った専門家や救急隊が少しでも早く到着するように努める。

　一次救命処置（basic life support: BLS）は、呼吸と循環をサポートする一連の処置である。BLS には胸骨圧迫と人工呼吸による心肺蘇生(cardiopulmonary resuscitation：CPR)とAED の使用が含まれ、誰もがすぐに行える処置であり、心停止傷病者の社会復帰においては大きな役割を果たす。

　二次救命処置（advanced life support: ALS）は、BLS のみでは心拍が再開しない患者に対して、薬物や医療機器を用いて行うものである。心拍再開後は、必要に応じて専門の医療機関で集中治療を行うことで社会復帰の可能性を高めることができる。

　心臓や呼吸が止まってからは時間の経過と共に救命の可能性はどんどん低下していく。そのため突然の心停止に対しては、目撃者がいかに傷病者に一次救命処置を実施できるかが重要となる。

（1）一次救命処置 　（Basic Life Support：BLS）

　市民における BLS のアルゴリズムは図1に示すように定められている。

① 　反応の確認と救急通報 　（図 1-1~3）

・周囲の安全を確認する

自分自身の安全を確保することは、傷病者を助けることよりも優先される。場合によっては、傷病者に近づかず、警察や消防を待ったほうがよい。

・肩を軽くたたきながら大声で呼びかける。

何らかの応答やしぐさがなければ 　「反応なし」とみなす。けいれんが起こっている場合も「反応なし」とみなす

・反応がなければその場で、大声で呼んで周囲の注意を喚起する。

近年の動画撮影の手軽さを考慮すると、傷病者の周囲を人の壁で囲う、シートなどで目隠しをすることも必要な場合もある。

・周囲の者に救急通報（119 番通報）と AED の手配（近くにある場合）を依頼

反応の有無に迷った場合も 119 番通報をする。依頼する場合は、誰に頼んでいるか明確にすると、動きやすい。

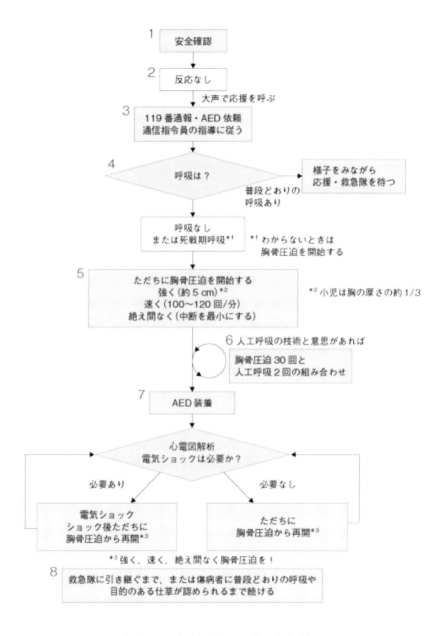

図1　市民における BLS アルゴリズム

② 呼吸の確認と心停止の判断（図 1-4）

胸と腹部の動きを観察し、動きがなければ「呼吸なし」と判断する。死戦期呼吸はしゃくりあげるような不規則な呼吸（gasping）であり、心停止直後の傷病者でしばしば認められる。死戦期呼吸であれば、胸と腹部の動きがあっても「呼吸なし」すなわち心停止と判断する。なお、呼吸の確認には 10 秒以上かけないようにする。

③ 胸骨圧迫（図 1-5）

圧迫部位：胸骨下半分

圧迫の深さ：5 cm沈むよう、6 cmを超えない（小児は胸の厚さ 1/3 沈みこむ程度）

圧迫のテンポ：100~120 回/分

圧迫解除：毎回の胸骨圧迫の後には、胸を完全に元の位置に戻す

圧迫の中断：中断は最小にすべきである

救助者の交代：救助者が複数いる場合には役割を交代する

④ 胸骨圧迫と人工呼吸（図 1-6）

市民救助者は、胸骨圧迫のみの CPR を行う。訓練を受けたことがある市民救助者であっても、気道を確保し人工呼吸をする技術または意思がない場合には、胸骨圧迫のみの CPR を行う。救助者が人工呼吸の訓練を受けており、それを行う技術と意思がある場合は、胸骨圧迫と人工呼吸を 30：2 の比で行う。この時、感染防護具の使用を考慮する。

⑤ AED（図 1-7）

AED が到着したら、すみやかに装着する。電子機器と同じくまずは電源を入れる。AED は音声とランプで行動を指示してくれるため、それに従う。

心電図の解析によりショックが不要な場合、不必要なショックが起こることはないため、パッドの貼付はためらわない。

⑥ BLS の継続（図 1-8）

BLS は、救急隊など、二次救命処置（ALS）を行うことができる救助者に引き継ぐまで続ける。普段通りの呼吸が戻ったり、呼びかけに反応したら、一旦中断するが、AED を装着している場合は、電源はそのままにし、パッドも装着しておく。

（2）ファーストエイド

　ファーストエイドは、一次救命処置以外の、急な病気やケガをした人を助けるために行う最初の行動であり、熱中症への対応や、出血に対する圧迫止血、アレルギー反応によるアナフィラキシーショックへの対応、低血糖への対応などがこれに含まれる。

２．救急医療に関する研修

（１）救急医療に関するオフジョブトレーニング（Off-the-job-training）

　「人が倒れている」場面への遭遇は、一般の生活の中だけではなく、医療の現場でも急変時対応などでも遭遇する。その急変の原因は多様であり、様々な教育・研修プログラムが開発・導入され展開されている。Immediate Cardiac Life Support (ICLS)や Japan Nursing for Trauma Evaluation & Care (JNTEC)、Primary Neurosurgical Life Support (PNLS)、Immediate Care on Marine Medicine (ICMM) など日本国内で受講可能であり、救急分野に関連した研修内容、過去1年間に開催実績があり、テキストやガイドラインが入手可能、コース名から内容が推測できる、受講実績が専門医制度に反映されるなどの基準を考慮すると 2018 年 4 月現在 56 コースが開催されている[2]。

　これらの研修すべての基本は、BLS であり、BLS に様々な要因を追加していくことで、多様性のある急変へ対応できるよう工夫されている。しかし、BLS の実施も、救急医療に関する Off-the-job-training も、実際に遭遇する機会は少なく、模擬環境で研修する必要があり、模擬環境や実習装置の工夫が重要となる。

　Off-the-job-training コースは、半日から 3 日間の時間をかけて実施されるが、コース受講期間内で技能・知識を完全に習得できるものではなく、受講が継続学習のきっかけになるのが望ましい姿であると考える。そのためには、受講生の継続学習を促し、自己調整学習者を育成することも、コース開催による研修の目的として位置づけられる。

（２）研修に関する評価

　資格取得のように、知識確認に試験が必要な研修も存在するが、多くの研修では、それぞれの「学習目標」があり、それらの研修を受講することで受講者が何を学んだかをもってその研修の評価が可能となる。しかし、研修の評価には一定の決められたものはなく、研修参加の満足度や、終了後の確認試験を実施することで、受講生の習得度を評

価している。

　成人教育・成人学習においては、自らが学習計画や評価に関われることが学習効果を
上げるといわれており、私たちは研修受講前後で受講生自身が研修内の学修目標に応じ
て、自己評価を簡易に実施できるよう評価表を作成し、研修の評価を実施している[3]。

　また海洋医療即時対応研修 ICMM (Immediate Care on Marine Medicine) 受講者におけ
る学習項目に対する受講前後の自己評価例[4] を図 2 に示す。本図は、職種別に分析し
たものの一部であり、今後の研修開催に向けて受講生の職業背景をどのように考慮して
いくべきであるかを考える資料として利用できる。研修の評価は今後の課題でもあり、
受講生に対する、受講生による主観的評価と、研修開催者による客観的評価や、研修に
対する受講生による評価など検討課題は多く存在する。

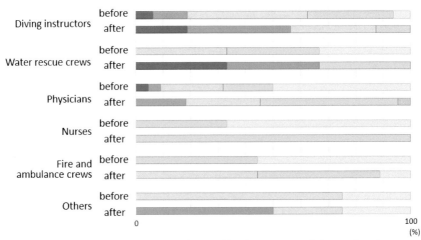

図 2　受講者自己評価

ICMM モジュール 1　潜水医学の基礎知識[4]

※　本研修の参加者は 6 つの職種に分類された。職種により、受講前の段階に大きく差があり、
　　受講後の到達度も、一定の上昇は認めるが、職種間での差が大きいことがわかる。

（3）今後の研修の在り方

　現在行われている、救急医療に関する Off-the-job-training の多くは集合教育で実施されている。消防庁では早くから、e-learning を活用した講習なども取り入れ [5]、普及啓発活動を実施してきた。医療に関連する研修も集合教育が行われてきたが、昨年から流行した COVID19 感染症により、集合研修が困難となり、information technology (IT) や virtual reality (VR) などを活用した研修への移行を目指している。BLS で行われている研修を基本骨格とし行われている模擬環境下における救急・災害領域の研修は多く、e-learning の活用がどこまで可能であるのか確かめていかなければならない。また実技研修への artificial intelligence (AI) の導入についても試験的に実施されており、研修の在り方の変遷期にあるといえる。

３．人が倒れている現場に遭遇したら

　医療職であっても、急変時の対応については模擬環境での研修を積むことで対応を可能なものにしていく。一般市民における BLS は現在、中学校や高校、一般運転免許取得時での応急救護処置講習、イベント開催前の運営スタッフへの講習など、多くの市民向けの講習が開催されている。遭遇する機会が少ないからこそ、模擬環境での研修を積むことで実際に遭遇した時に、その人の命を救うための行動の第一歩を踏み出すことができる。

　医療職を目指す大学生においても、実際の現場に遭遇した際には率先して動けるよう、研鑽を積めるように私たちも努力していきたい。そして、そのような現場に遭遇した際に、行動の第一歩が踏み出せるように、私たちも研修に関する評価方法、IT や VR の活用といった研修の在り方を十分に検討し、今後も発展させていきたい。

引用文献

1）日本蘇生協議会 JRC 蘇生ガイドライン 2015 オンライン版．第 1 章　一次救命処置．
　　https://www.japanresuscitationcouncil.org/jrc 蘇生ガイドライン 2015/　（最終閲覧 2020 年 10 月）

2）須田志優：救急コースガイド 2018. In：有賀徹．救急医療．東京，へるす出版，2018.

3）Ii M, Okudera H, Wakasugi M, et al: Development of paper participant survey completed immediately after off-the-job-trainings in Japan. J Clin Sim Res 8(1):17-25, 2018.

4) Ii M, Okudera H, Wakasugi M, et al: Characteristic of self-evaluation of trainees in ICMM (Immediate Care of Marine Medicine). In: Kawashima M Ed. Proceeding if the 4th Conference of Asia-Pacific Undersea & Hyperbaric Medical Society (APUHMS) in Nakasu. Asia-Pacific Undersea & Hyperbaric Medical Society (APUHMS), Nakatsu, 87–90, 2020.

5) 総務省消防庁：一般市民向け応急手当 WEB 講習. https://www.fdma.go.jp/relocation/kyukyukikaku/oukyu/ （最終閲覧 2020 年 10 月）

第7節　尺度開発における信頼性と妥当性について

富山大学学術研究部　成人看護学2講座　助教　茂野　敬

　尺度とは、目に見えない構成概念を測定するための「ものさし」である。テレビやインターネットでは、「～測定テスト」、「～度チェック」、「～評価アンケート」など尺度と似たようなものが見受けられるが、本当にそれが測定したいものを測定する「ものさし」として適切であるか不明なことがある。これらのテストやアンケート等と研究で活用可能な尺度との異なる点は、一連の手続きを経て作成され、その信頼性と妥当性が明確化されているところである。尺度は、量的研究法において重要な役割を担うものであり、尺度の開発方法は一様ではないが、明確に提示が必要なものは、どの尺度開発に関する研究でも共通している。それは、上でも述べた信頼性と妥当性についてである。そのため、尺度開発において検討すべき信頼性や妥当性について把握することは、尺度開発を行う上で重要である。そこで、本章では、尺度開発を行うにあたり検討が必要な信頼性や妥当性について触れ、実際に開発過程にある尺度の信頼性と妥当性の検討結果を示す。

1．妥当性と信頼性 [1-4]

　尺度を開発するにあたり重要となるのは、「安定して測ることができているか」と「測りたいものを測ることができているか」の2点であり、前者が信頼性、後者が妥当性である。信頼性と妥当性には、図1のような関係がある。

```
┌─────────────────────────────────┐
│  信頼性が高い  ➡  妥当性は不明    │
│                                  │
│  信頼性が低い  ➡  妥当性は低い    │
│                                  │
│  妥当性が高い  ➡  信頼性は高い    │
│                                  │
│  妥当性が低い  ➡  信頼性は不明    │
└─────────────────────────────────┘
```

（1）信頼性

図 1　信頼性と妥当性の関係 [1]

　信頼性は、測定器具でいえば、測定器の精度にあたるもので、尺度が目的とする構成概念をどの程度正確に一貫して測定できるものかを示す指標である。その信頼性の指標として信頼性係数があり、信頼性係数の推定値は以下の方法で求めることができる。

　1）再テスト(検査)法

　同一尺度を一定期間おいて同一集団に 2 回測定し、2 度の尺度の結果の間の相関係数によって、信頼性係数を推定すること。

　2）平行テスト法

　測定内容は同一であるが、設問の表現形式が異なる 2 種のテストを実施して、その相関係数で信頼性係数を推定すること。

　3）折半法

　2 種のテストをする代わりに、1 回のテストの結果を 2 つの部分に折半する方法で、尺度項目を 2 等分して、分割された各々のグループの質問項目の合計得点の相関係数によって、信頼性係数を推定すること。

　4）内的整合性による方法

　尺度の各項目間の反応の一貫性の程度を信頼性係数の推定値とする方法で、あらゆる組み合わせによる二分割から得られる信頼性係数の推定値を求めること。今日では、cronbach の α 係数を用いる場合が多い。

　いずれの方法でも、信頼性係数は、0.7～0.8 以上の値をもって、信頼性が確認されることが多い。

（2）妥当性

　妥当性は、測定しようとしているものを尺度が本当に測定できているかを調べるための概念である。一般に妥当性は、3 種類に分けて考えられている。

　1）内容妥当性

　尺度の質問項目の内容が目的とする構成概念を偏りなく反映しているかどうかを検討するもの。その適否については、通常、構成概念や理論的背景を熟知した専門家によって評価される。

2）基準関連妥当性

尺度が測定したいものを測定していることを確かめるために、検討したい尺度とそれに関連すると予測される別の概念(基準尺度、外的基準)との相関関係の強さによって検討するもの。基準関連妥当性は、以下の2つに分けられる。

①併存的妥当性

同時に測定した外的基準との相関関係の強さを見るもの。

②予測的妥当性

尺度による測定の後に得られる外的基準との相関関係の強さを見るもの。

3）構成概念妥当性

尺度が測定しようとする概念を確かに測定しているという証拠を、様々な角度からの複数の検証過程によって確認するもの。因子分析などによって尺度の構成概念(因子)を抽出し、尺度がどの程度まで構成概念によって説明されるかを検討するもの。構成概念妥当性は、以下の2つに分けられる。

①収束的妥当性

尺度が測定しようとする同じ構成概念を、別の側面(観察や面接、別の尺度など)から測定した場合、あるいは、理論的に関連が予測される測定値がある場合に、それらとの相関関係の強さにより表すもの。基準関連妥当性は、収束的妥当性の一部として位置づけられる場合もある。

②弁別的妥当性

尺度が測定しようとしている構成概念と、理論的に類似しているが異なる別の概念の測定値との間に相関関係がないことによって表されるもの。

2．尺度開発の実際

実際に開発過程にある尺度の実際を表1に示す。この尺度は、ストーマ保有者の「ストーマセルフケア能力」という概念を測定・評価するためのものである[5]。信頼性に関しては、cronbach のα係数を因子毎に算出し、0.8以上であることを確認している。また、妥当性に関して、質問項目の内容的妥当性は、ストーマやストーマケアに関して熟

知している皮膚・排泄ケア認定看護師と共に検討を行っており、構成概念妥当性は、因子分析により検討を行い、3因子27項目を抽出している。基準関連妥当性については、先行研究[6]において関連性が示唆されているストーマ保有者のQOLや不安等に関して、尺度を用いて同時に測定しており、現在、併存的妥当性の検討を行っている。

表1　ストーマセルフケア能力を測定・評価するための尺度

	因子Ⅰ	因子Ⅱ	因子Ⅲ
因子Ⅰ　ストーマ管理の基本的知識の活用　（cronbachのα係数 = 0.890）			
手持ちのストーマ用品の残数を確認することができる	0.820	0.027	-0.192
排泄物が漏れないように面板を貼ることができる	0.758	0.064	0.086
排泄物の処理が1人でできる	0.752	-0.067	-0.309
排泄物が出ない時を見計らってストーマ装具を交換できる	0.676	0.063	0.138
面板を優しく剥がすことができる	0.660	-0.088	-0.053
ストーマ周囲の皮膚を石鹸で洗い、きれいにすることができる	0.658	-0.119	0.020
面板からストーマ袋を外したり、着けたりできる	0.632	-0.026	0.094
ストーマ用品を持ち歩いて外出できる	0.626	0.012	-0.121
使用後のストーマ用品を廃棄できるように処理できる	0.575	-0.044	0.073
外出時に排泄物の漏れが生じた場合、対処できる	0.549	0.175	0.101
ストーマ装具交換中に排泄物が出ても対処できる	0.511	0.162	0.144
ストーマの大きさや形に合わせて面板の型どりやカット、穴の調節ができる	0.493	-0.089	0.260
因子Ⅱ　ストーマを持ち自分らしく生活する意欲　（cronbachのα係数 = 0.855）			
手術前と同じくらい外出できる	0.045	0.785	-0.055
趣味の活動ができる	-0.050	0.764	-0.056
旅行に出かけることができる（国内、国外）	0.060	0.705	-0.036
公衆浴場の場（温泉や銭湯など）で入浴できる	-0.027	0.683	-0.091
手術前と同様に仕事（学業含む）や家事ができる	0.006	0.649	-0.042
生活場面に合わせ、ストーマ装具を使い分けることができる	0.036	0.625	0.157
問題発生時、誰かに相談し、協力を得ることができる	-0.222	0.530	0.030
自分に合ったストーマ装具をいろいろ試して探すことができる	0.194	0.500	0.147
因子Ⅲ　ストーマを適切に管理し評価するスキル　（cronbachのα係数 = 0.819）			
ストーマ周囲の皮膚状態の評価ができる	-0.043	-0.157	0.878
面板を剥がした後に、ストーマ周囲の皮膚の観察ができる	0.166	-0.275	0.774
排泄物を観察し、自身の体調を把握できる	-0.175	0.150	0.663
ストーマに異常がないか評価できる	-0.068	0.001	0.642
面板の溶け具合から、次回の交換時期を判断できる	0.121	0.068	0.503
排泄物の状況に応じて、体調を整えるための行動をとることができる	-0.103	0.282	0.488
ストーマ周囲の皮膚の状況に応じて、皮膚保護材などを使うことができる	-0.028	0.233	0.430

因子間相関係数

	因子Ⅰ	因子Ⅱ	因子Ⅲ
因子Ⅰ　ストーマ管理の基本的知識の活用	1		
因子Ⅱ　ストーマを持ち自分らしく生活する意欲	0.290	1	
因子Ⅲ　ストーマを適切に管理し評価するスキル	0.447	0.426	1

※　□で囲まれた数字は、因子負荷量(抽出した各因子と、その因子内の各質問項目との相関係数に相当)を示す

引用文献

1) 村上宣寛:心理尺度のつくり方, 北大路書房, 2017.

2) 小塩真司, 西口利文:心理学基礎演習 Vol.2 質問紙調査の手順, ナカニシヤ出版, 2014.

3) 横内光子:心理測定尺度の基本的理解, 日集中医誌 14:555〜561, 2007.

4) 橋本佐由里:尺度開発, 日本保険医療行動科学会年報 16, 2001.

5) 茂野敬, 梅村俊彰, 伊井みず穂他:ストーマ保有者のストーマセルフケア状況と不安, QOL との関連, 日ストーマ・排泄会誌 33(3):71-85, 2017.

6) 茂野敬, 伊井みず穂, 梅村俊彰他:ストーマ保有者のストーマセルフケア能力評価尺度開発の検討 探索的因子分析と信頼性分析の実施, 日ストーマ・排泄会誌 36(1):249, 2020.

第3章 「こころ」を支えたい・・・

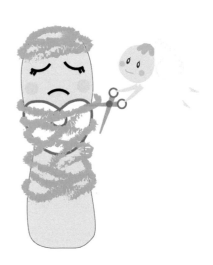

第1節　看護学生の精神的健康

富山大学学術研究部　精神看護学講座　助教　山田恵子

　この章では、私、山田が、大学院修士課程から現在に至るまでに取り組んできた研究のうち、そもそものはじまりとなった「抑うつ予防プログラム」について書こうと思います。タイトルにもあるように、この研究で主役になったのは「看護学生」さんです。今、これを読んでくださっている皆さんの中には、すでに進路が明確になっていて看護職を目指している高校生の方もいれば、まだ何も決まっていないという方、あるいはすでに大学に入学されて看護学を勉強されている方など、さまざまな心持ちの方たちがいると思います。研究の対象者は「看護学生」ではありますが、この章の核に据えているのは「精神的健康」です。「精神的健康」は多くの皆さん全員に関係してくる内容だと思います。もしどこかこころに響く部分があったなら、それをこれからに生かしていっていただきたいと思います。そして、この先、より生きづらい状況に陥ってしまった時にふと思い出して、その時にまた読み返していただければ幸いです。

1．看護学生を対象とした抑うつ予防プログラム [1) 2)]

　平成29年（2017年）の厚生労働省患者調査[3)]によると、日本における気分（感情）障害の推計患者総数は、127.6万人（平成29年）で、60.3万人（平成8年）と比較すると、21年間で2倍以上に増加していることがわかります。また、自殺者のうち、原因・動機が特定されている者のその内訳をみると、原因・動機の6割以上が健康問題で占められています。そして、この健康問題のうち、約4割がうつ病であることが明らかにされています。これらのことから、抑うつ予防を図ることで、自殺予防にもつながることが考えられます。警察庁のWebサイト[4)]によると、日本における自殺者数の推移は、平成21年以降10年連続で減少しています。年代別にみても、多くの年代で自殺死亡率は減少していますが、注目すべきは10代の若者世代の自殺率が増加していることです。気分障害の危険因子や自殺の関連因子は、ライフステージごとに特徴が異なるため、ラ

イフサイクルに合わせた対策が必要とされます。10 代の時期に抑うつ予防対策を自分で習得しておくことはとても重要なことと考えます。

「大学生における精神的不適応予防に関する研究」（坂本真士ほか）[5]を参考にして、特に認知面に焦点をしぼって、看護学生向けに抑うつ予防プログラムを作成・実施し、その効果について検証しました。効果判定には、抑うつ症状尺度（CES-D：こころの辛さ）を用いました。分析の結果、この抑うつ予防プログラムには、抑うつを抑制する効果が認められました。ほかにも、首尾一貫感覚尺度（SOC-13：ストレス対処能力）と神気性評定尺度（SRS-A：私的スピリチュアリティ≒内発的なこころのありよう）を用いて分析することにより、より効果的な抑うつ予防プログラムのための方策を見出すことができました。

抑うつ予防プログラムは、全8回からなり、表1に示した内容で構成されています。その一部を紹介します。図1を見てください。例えば、学校が休校になりました。あなたは、どんな気持ちになりますか？残念、悲しいと感じる人もいれば、ラッキー、嬉しいと感じる人もいるかと思います。つまり、同じ出来事が起きてもどのように考えるかで、気持ちは変わってくるのです。このように考えの幅を広げることによって、自分の気持ちをコントロールしていきましょう、というのが、この抑うつ予防プログラムの骨子になります。起こった出来事を何もかもポジティブに、前向きに捉えていきましょう、と言いたいのではありません。ネガティブな考え方にもメリットはあります。ただ、自分がこれから生きていくには、今の精神状態のままではつらい、と感じた時に、少し自分を変えてみようとすることが必要になるのだと思います。その手助けになればという願いで、この抑うつ予防プログラムを着想しました。

表1 抑うつ予防プログラムの概要

回とテーマ	概要
1. オリエンテーション	1つの場面(課題)を設けて、その時の認知、行動、感情、身体の相互作用を経験してもらう。同じ出来事でも考え方が様々であることを理解。
2, 3. 注目点	認知行動的枠組みの理解。嫌な出来事を経験した際、注目点(自己か状況か)により気分が異なることを理解。
4, 5. メリット・デメリット	同じ場面でも、考え方によって気持ちが変わることを体験。自動思考にもメリット・デメリットがあることを理解。
6, 7. 客観化・多面的評価	自動思考について、様々な考え方をしてみる練習。同じ場面でも複数の考え方が可能であり、考え方により気分が変わることを理解。
8. 最終まとめ・二次予防	「うつ病」について知り、専門家への援助が必要な場合もあることを理解。これまでの復習とまとめ。

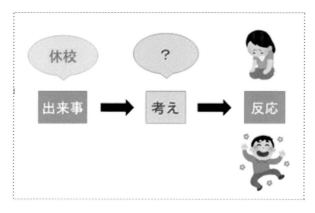

図1 気持ちの表れ方

　実は、この抑うつ予防プログラムには個人的にテーマソングを設定しています。それは、SPYAIR の「BEAUTIFUL DAYS」という曲です。この曲の歌詞が抑うつ予防プログラムにぴったりはまる考え方だと思い、皆さんにもぜひ聴いていただきたいです。以下に歌詞を掲載します。特に私が感銘を受けた部分を赤字で示します。

「BEAUTIFUL DAYS」/SPYAIR

作詞：MOMIKEN 作曲：UZ 編曲：SPYAIR

プラスにもっと変えていける　そうやって信じていこう
誰かが君を笑っても　俺は笑ったりしないよ
新たなスタート　どんな君も輝いていけるさ
不安＆期待で Oh Try yourself

夢中になってた　時間が経つのも忘れて
僕らはこんなトコまで来たんだね
ふいに見上げた　オレンジ色の空は
夢描いた　あの場所に似ているね
心配ばかりが荷物になっていく日々
暗闇のトンネルは続いていた

プラスにもっと変えていける　そうやって信じていこう
誰かが君を笑っても　俺は笑ったりしないよ
どんなに遠く思えても　自分で選んだ道を
そのままいけばいい
だから、「この先が見えない」なんて　不安がるよりも
「何が待ってるんだろう」って　俺とワクワクしようよ
新たなスタート　どんな君にも変わっていけるさ
不安＆期待で　Oh Try yourself

夢中になれる　モノを探していた
僕らは手当たり次第、走った
過ぎ去ってゆく人　誰もいなくなった公園
振り返る余裕もないくらいに

心配しても、しなくても　明日はくるけど
暗闇のトンネルは続いていた

プラスにもっと変えていける　そうやって信じていこう
誰かが君を笑っても　俺は笑ったりしないよ
どんなに遠く思えても　自分で選んだ道を
そのままいけばいい
だから、「自分に何もない」なんて　抱え込むよりも
「何ができるんだろう」って　俺とワクワクしようよ
新たなスタート　どんな明日も大事な一歩さ
不安＆期待で　Oh Try yourself

子供の自分に　見えなかった世界が今
少しずつ見え出して　僕らを迎える
心配なんてすりゃ　キリがない日々だけど
暗闇の中で　きっと光はあるさ

プラスにもっと変えていける　そうやって信じていこう
誰かが君を笑っても　俺は笑ったりしないよ
どんなに遠く思えても　自分で選んだ道を
そのままいけばいい
だから、「何が正しいか」って　また悩んでしまうよりも
「何をしたかった?」って　ほら　優しく自分に聞いてよ
新たなスタート　どんな君も輝いてみえるさ
不安＆期待で　Oh Try yourself

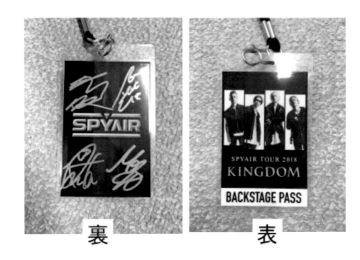

図 2 SPYAIR TOUR 2018 「KINGDOM」 BACKSTAGE PASS（山田私物）

　この歌詞を聴いて凝り固まった考え方が少し楽になった経験があります。実は、私には SPYAIR のメンバーとお会いする機会があって、この抑うつ予防プログラムのことを話し、勝手にテーマソングだと思っていることや私的に助けられた経験があることなどを伝えることができました。そして、授業でこの楽曲を使用してもいいか確認すると、快く承諾してくださいました。（その時の思い出が図 2・3 となります。）

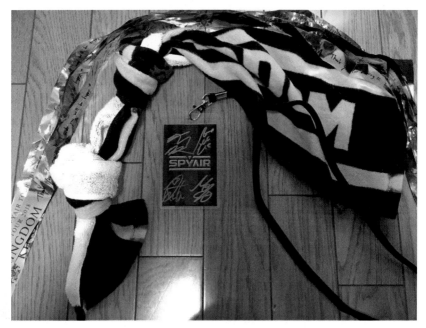

図3　SPYAIR TOUR 2018　「KINGDOM」BACKSTAGE PASS とツアータオル
と銀テープ（山田私物）

　図2・3は、2018年3月21日に本多の森ホール（石川）にて行われた SPYAIR TOUR 2018
「KINGDOM」ライブに参加した時のもの。この日は、ライブの終わりに IKE（Vocal）氏
が客席に投げたタオルを運よくゲットすることができ、またライブ終了後にバックステージ
にも招待（抽選でその資格を得た）していただいた。

２．富山大学精神看護学講座における取り組み

　精神看護学は「こころの健康」を追求する実践を伴う学問です。現在、富山大学精神
看護学講座では、全人的観点による精神看護ケアを探求し，対象者が身体的（フィジカ
ル）にも，社会的（ソーシャル）にも，心理的（メンタル）にも，そして神気的（私的
スピリチュアル）にも最良な状態を実現するための活動を行っています。私の研究につ
いても、「抑うつ予防プログラム」から「看護学生の抑うつモデル」の検証、抑うつの
関連因子として見出された「援助的コミュニケーションスキル」へと展開しているとこ

ろです。ぜひ、富山大学看護学科で「こころの健康」について一緒に学びませんか。いつか一緒にいろんなことを語り合える日が来ることを心待ちにしています。

引用文献

1) 山田恵子, 比嘉勇人, 田中いずみ：看護学生を対象とした抑うつ予防プログラムのアウトカム評価, 富山大学医学会誌, 22 (1), 33-38, 2012.

2) 山田恵子, 比嘉勇人, 田中いずみ：看護学生を対象とした抑うつ予防プログラムのプロセス評価, 富山大学医学会誌, 23 (1), 35-40, 2013.

3) 厚生労働省 (2017)：平成 29 年患者調査
https://www.mhlw.go.jp/toukei/saikin/hw/kanja/17/index.html, 2020_10_15.

4) 警察庁：自殺者数 https://www.npa.go.jp/publications/statistics/safetylife/jisatsu.html, 2020_10_15.

5) 坂本真士, 及川恵, 伊藤拓, 西河正行：大学生における精神的不適応予防に関する研究. 研究 1 大学の授業を利用した心理教育プログラムに関する実践研究（及川恵, 坂本真士）：9-19. 風間書房, 2010.

第2節　脳卒中高齢者の意思決定支援

富山大学学術研究部　老年看護学講座　助教　青木頼子

　私は、退院先選択の場面において、脳卒中高齢者が意思決定の場に参加できないまま、自身の希望の場所に帰れず"こんなはずではなかった"と落胆している場面に何度も遭遇してきました。そこで、脳卒中によって入院前と異なる生活を受け入れていく葛藤や、施設の種類や社会サービスが多様化する状況下で、戸惑っている高齢者とその家族に対して、何らかの支援が必要であると考え、意思決定ガイドに注目しました。これは、脳卒中高齢者が意思決定に参加でき、自身の価値観と一致した選択肢を選ぶことができるように、アメリカやカナダで数多く開発されているものです。しかし、病院毎に独自の書式を持つ日本では、退院先選択のための意思決定ガイドは存在していません。そのため、電子カルテからの調査、アンケート調査、インタビュー調査を実施し、「生活程度」「サービス・費用」「緊急時」「家族の支援」「環境」「住宅の工事」の6つの価値観からなるA4サイズ12ページの意思決定ガイドを開発し、その内容妥当性を確認しました。

1．意思決定ガイドに使用する項目の選出

　A病院1施設の回復期リハビリテーション病棟（100床）において、O'Connor & Jacobsen の開発過程[1]を参考に意思決定ガイドの開発を行いました。

　（1）予備調査①：電子カルテからの調査

　65歳以上の脳卒中患者103名分の退院・転院時看護要約、リハビリ総合実施計画書、MSW（medical social worker）の記録を参考にしました。調査内容は、基本属性、ADL（activities of daily living）、障害、環境面、看護課題、患者と家族の希望について行いました。分析方法は、単純集計、2変数の関連と多重ロジスティック回帰分析を行いました。

　その結果、脳卒中高齢者の74.8%が自宅、25.2%が非自宅に退院していました。脳卒中高齢者の退院先への影響要因として、自宅退院へは退院時の更衣（下半身）の ADL

が高いこと、摂食障害がないこと、入院時の家族の非自宅希望が明確でないことが関連していました[2]。

（2）予備調査②：多職種専門職者へのアンケート調査

65 歳以上の脳卒中患者 10 事例の担当である医師 7 名、看護師 11 名、理学療法士（physical therapist: PT）8 名、作業療法士（occupational therapist: OT）4 名、言語療法士（speech therapist: ST）1 名、MSW 9 名を研究対象としたアンケート調査を行いました。その内容は、退院先の意思決定時に患者と家族が知っておいた方が良い情報内容と提供相手についてであり、自記式による回答を留め置き法にて回収し、単純集計を行いました。

その結果、多職種専門職から見た脳卒中高齢者と家族の退院先意思決定時に必要な情報は、医療面では、「病気」「身体機能（ADL）」「認知機能」「家族介護力」、保健福祉面では、「相談窓口」「介護保険の必要性」「申請から認定までの流れ」「利用できるサービスの内容と条件」「利用料金」「事業者一覧」が挙げられました。また、情報が必要な相手に関しては、75%以上が患者本人と家族の両方に必要であると回答していました。さらに、事例毎の各職種間に違いは認められず、どの職種の回答も同じ傾向を示しました。

（3）予備調査③：脳卒中高齢者と家族へのインタビュー調査

65 歳以上の脳卒中患者 10 名と家族 10 名を研究参加者とした半構成的面接法によるインタビュー調査を行いました。インタビューの内容は、退院先を決めるにあたって自分が大切にしたいことについて約 30 分間で自由に語ってもらい、得られたデータを内容分析しました。

その結果、高齢者の価値観は、【ADL の自立度】【療養環境】【退院先の希望】【家族関係】【疾病管理】【社会資源と費用】【復職】の 7 つのカテゴリーが抽出されました。また、語りより、リハビリテーション継続の必要性、経済的負担、再発や緊急時の対処、住宅改修、介護保険サービスの内容を重要視していました。また、家族の価値観は、【ADLの自立度】【療養環境】【家族関係】【疾病管理】【社会資源と費用】の 5 つのカテゴリーが抽出されました。また、語りより、脳卒中の知識、リハビリテーション継続の必要性、身体の回復、住宅改修、介護保険サービスの手続きに関する内容を重要視していることがわかりました。

2．意思決定ガイド試案の作成

　3 つの予備調査の結果から、高齢者と家族に共通した「ADL の自立度」「療養環境」「家族関係」「疾病管理」「社会資源と費用」の 5 つの価値観を意思決定ガイドの主軸としました。また、使用する項目として、介護保険サービスの内容、相談窓口、費用、住宅改修、入院中の見通し、家族の希望、ADL、疾病を選出しました。さらに、意思決定ガイド作成のための国際基準 IPDASi44 項目 [3]のうち、最低限必要な 12 項目の基準と先行文献 [4]、市区町村のパンフレットを参考に、①導入、②知識提供、③各選択肢の長所と短所の比較、④価値観の明確化、重みづけ、⑤意思決定の準備状態の確認から構成される試案を作成しました。

3．意思決定ガイド試案の内容妥当性の評価と修正

　65 歳以上の脳卒中高齢者、家族、多職種専門職者、さらに意思決定の研究に詳しい者、退院支援看護師、訪問看護師、一般高齢者を研究対象者とした内容妥当性に関するアンケート調査を行いました。調査内容は、意思決定ガイドや国際基準 12 項目の内容について 4 段階評価を行いました。

　その結果、選択肢と価値観の内容の整理、使用方法や選択肢の長所と短所の明確化、構成やレイアウトについて修正を行いました。最終的に「生活程度（ADL）」「サービス・費用」「緊急時」「家族の支援」「環境」「住宅の工事」の 6 つの価値観を基盤とした A4 サイズ 12 ページの意思決定ガイドを開発しました（図）。

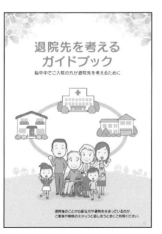

4．今後の展望

　今後は、開発した意思決定ガイドを、提供する群としない群の 2 群に分け、ランダム化比較試験により、意思決定時の葛藤や参加への効果を検証する予定です。これにより、脳卒中高齢者が不安や葛藤なく、意思決定の場に参加できることを期待しています。

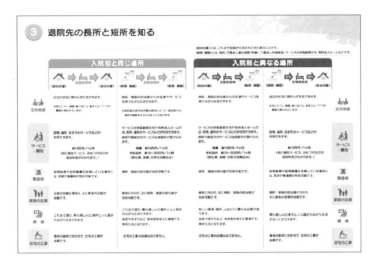

引用文献

1) O'Connor AM & Jacobsen MJ: Workbook on developing and evaluating decision aids. 2003.
   URL: www.ohri.ca/decisionaid.（閲覧日 2020/12/03）

2) 青木頼子，中山和弘：回復期リハビリテーション病棟における脳卒中高齢者の退院先への影響要
   因．日本看護研究学会雑誌　42(5): 881-888, 2019.

3) Elwyn G, et al: Assessing the quality of decision support technologies using the international patient decision
   aid standards instrument (IPDASi). PLos ONE, 4(3): 1-9, 2009.

4) Garvelink M M, et al: Development of a decision guide to support the elderly in decision making about
   location of care: an iterative, user-centered design, Res Involv Engagem 2: 26, 2019.
   DOI10.1186/s40900-016-0040-0.

第3節　看護における「安楽」という言葉と その研究について

富山大学学術研究部　成人看護学1講座　助教　北谷幸寛

　我が国では 1915 年に「看護婦規則」が制定され、国による看護制度がはじまった。この際の規則として、看護婦は女性であることが条件付けられており、女性の職業であることがうかがえる。日本の看護制度が大きく変わったのは戦後である。アメリカのGeneral Headquarters (GHQ) が日本を占領し、1948 年に「保健婦助産婦看護婦法」が施行され、従来別々に行われていた保健婦・助産婦・看護婦教育が一本化され、保健婦・助産婦になるためには看護婦教育の履修が義務付けられた。

　私が研究対象としている安楽という言葉はこの頃に、看護領域の中に入っていることが確認できる。1954 年に出版された「基礎看護－原理と方法」[1]の中に、安楽 (comfort) の記述が確認されており、現在看護学術用語として用いられる安楽は、米国の看護の影響を受けている。この後 Comfort は、アメリカのキャサリン・コルカバ (K. Kolcaba) [2] によって改めて研究され、「The Theory of Comfort」が出版され、体系化された。

1.「安楽」の定義と研究の動機

　現代の本邦における看護でも、コルカバの Comfort の概念に従い、学術用語として定義されている。すなわち、安楽は人間の基本的な欲求であり、看護の基本原則として、安全・自立とともに重視される要素であるが、安全以上に広く多面的な意味が含まれるとされている。コルカバは、Comfort は「緩和、安心、超越に対するニードが、経験の4 つのコンテクスト（身体的、サイコスピリット的、社会的、環境的）において満たされることにより、自分が強化されているという即時的な経験である」と定義している。安楽は、当事者にとっての主観的な評価であり、どのような状態に安楽を感じるかは個別性が大きいこと、同じ人であっても状況によって安楽の至適範囲は変化することを念頭におき、看護援助を行うことが重要である[3]。

　本稿を書くにあたり 2019 年の学術委員会でも、安楽を Comfort と同一にすべきか、

69

といった議論がされており、安楽は日本語の安楽として使用すべきであるという結論がなされていた。私は 2012 年頃に、安楽に関する研究を始めた。その背景には、一人の学生から「安楽とは一体、何でしょうか?」という疑問から始まっている。

　安楽というのは、看護師にとってあまりに日常的な言葉であり、一人ひとりの看護師が、共通の理解があるかのように看護の用語として使っている。学生から聞かれた際、私は具体的な症例を挙げることは出来ても、その本質的なところを説明することは出来なかった。それが動機となり、「安楽」という言葉に着目して研究を始めたのである。

2．「安楽」と Comfort の語源、辞書、慣用句の違い

　表 1 は、2015 年に The 2th Asian Symposium on Healthcare Without Borders（広島）で発表した、安楽と Comfort の語源、辞書の定義、慣用句を比較したものである。安楽はサンスクリット語における「Sukhāvatī」の漢訳で、原義は「幸ある所」である。サンスクリット語は古代から中世にかけて東南アジアで使用されており、現在でもインドにおける公用語として残っているが、ヒンドゥー教や仏教と強く結びついている。すなわち、安楽という言葉が仏教文化に由来する言葉であることが伺える。日本において、安楽寺という寺が各地にあり、特に富山県では小矢部・上市・砺波にあり、仏教文化の影響を強く受けていたことがわかる。一方で、広辞苑では「心身に苦痛がなく楽々としていること」、大辞泉では「心身の苦痛や生活の苦労がなく、楽々としていること。また、そのさま」と説明されている。また慣用句には、安楽椅子のような心地よさのための道具を示す一方で、安楽死のように死に関連している言葉である。

表 1　安楽とコンフォートの比較

【Anraku】		【Comfort】
Sukhāvatī (sachi aru tokoro / gokuraku) : Sanskrit	【Etymology】	Fortis (strong) : Latin
State of peace of mind without any physical or mental anxieties or pains. (Koujien dictionary)	【Dictionary's define】	A state of physical and material well-being with freedom from pain and trouble and satisfaction of bodily needs; relief or support in mental distress or affliction. (Oxford English Dictionary)
Anraku-isu (comfortable chair), Anraku-shi (euthanasia) , etc	【Examples of the usage】	cold comfort, creature comfort, etc

Comfort は、"力強くする（Fortis）"を意味するラテン語の confortare を語源としている。またそれはラテン語の fortis（strong：頑強な）が語源となっている。辞書の意味は、安楽と似通っているが、慣用句として使われるのは cold comfort（共感、ごくわずかな慰め）や comfort station（公衆トイレ）など、宗教や死と関わらずに用いられている言葉であることがわかった。

　このような経緯から、私は Comfort を安楽と邦訳して使用することに違和感を感じるになった。Comfort を安楽と訳した正確な成り行きは定かではないが、明治期に西洋思想の流入があり、未知・未聞の概念を日本語に移すための基本的な方法として漢字2字ないしは3字の組み合わせによって外来の観念の訳語を作り出す流れがあった、と長谷川 [4]は述べていることから、Comfort がこうした過程を経て現在の安楽に邦訳されたのではないかと考えることもできる。

３．国内文献の探索

　そこで、私は安楽が本邦においてどのように研究されているかを調べた。現在安楽の研究は、佐居 [5, 6]と山元ら [7]によって看護実践者を対象にしたものが渉猟される。つまり、ごく少数の研究者によってしか探求されておらず、日本独自の安楽という概念を根源として考えられたものではないようである。この二人の研究者は一般病棟の生活者を対象に研究を行っている。安楽の語源を見るに、もちろん一般病棟の生活者が死に関わっていないとは言い切れないが、緩和ケア病棟や終末期のケアに関わる看護師が最も安楽を目標にして看護を行っているという仮説を私は考えた。坂口 [8]は、「ケアの焦点が治癒から緩和へと変わる時、つまりターミナルケアにおいて安楽という目標は最も重要となる」と述べており、安楽は終末期の緩和ケアにおいて第一の目標である。現在緩和ケアの概念が拡大され、一般病棟でも緩和ケアの概念が浸透してきてはいるが、二人の研究者によって明らかにされた安楽は、緩和ケアの概念が広がる以前のものであり、緩和ケアの概念を含む安楽が明確になっているとは言いがたい。そのため、今本邦で明らかになっているのは一部分でしかなく、安楽の概念とそれを実践する終末期ケアの研究の発展が望まれるものと考えた。

4．緩和ケア病棟の看護師を対象とした調査 [9, 10]

　私は緩和ケア病棟に勤務している看護師を対象に、終末期の生活者の安楽についてインタビューによる調査を行った。看護師 10 名（男性 1 名、女性 9 名）が研究に参加した。平均看護師歴は 20.1 ± 7.2 年（最高 32 年、最低 8 年）で、緩和ケア病棟勤務年数は 5.2 ± 1.1 年であった。この中で看護師は終末期の生活者の安楽について、以下のような「安楽の捉え方」を経験している。

① 　終末期における様々な痛みや不安や死への恐怖は、治療やケアによって、ある程度緩和されるが消えることはない。このような消えることのない苦痛の中にいる自分と折り合いをつける、あるいは折り合いのついた状態にいる今の自分を「これで良かった」とか、「痛みがあることで自分は生きているのだ」と肯定していることで、終末期の生活者の安楽につながるのではないか。

② 　入院することや病気によって社会的な活動が制限され、今まであった人間関係がとりづらくなっていく中で、社会や近しい人たちや家族とのつながりがあることやその存在を感じられること、また家族の支えや看護師との間に信頼関係があること、そして死後に向けての遺言や引き継ぎといった自分と周囲とのつながりを実感できることで、終末期の生活者の安楽につながるのではないか。

③ 　人は個人だけで生きているわけではなく、社会の中で護られて生きている。医療費への心配が無いという経済的なものだけでなく、自分と周囲の人々との相互関係の中で生きている。こうした周囲の環境と自然環境も含めたその人にとって落ち着いた環境に感謝できることで、終末期の生活者の安楽につながるのではないか。

④ 　家族や医療者が、治療の選択や退院の希望あるいは自己決定をする自分を一人の生活者として理解し受け入れてくれること、そして家族の存在に感謝したいこと、今後生じる自分の心の変化に対して、その場の隣人となる家族や看護師が慌てたり動揺したりしないで対応してもらえることが、終末期の生活者の安楽につながるのではないか。

⑤　痛みや吐き気、息苦しさ、身体のだるさなど終末期を迎え、今後増悪する身体の変化に対して、医療的なケアや看護ケアで緩和により、少しでも自分が元々持っていた生活のスタイルや日常生活を営めることで、終末期の生活者の安楽につながるのではないか。

⑥　痛みや症状があることで自分の心配や不安にばかりに目が行き、普段であれば何気なく存在していた、会話や花、景色、趣味などに目を向けることができなくなる。こうした当たり前に存在している日常が維持されていることで、終末期の生活者の安楽につながるのではないか。

　この調査での安楽とは、緩和ケア病棟の看護師が捉えた終末期の生活者の安楽でしかない。看護師と生活者は本来異なる人間であり、看護師が捉えている安楽が生活者の安楽と同一であると見なすことは難しい。そのため、安楽の全容を明らかにするためには生活者への調査が必要と考えており、以下に記述する生活者を対象とした調査を行った。

5．緩和ケア病棟に入院する生活者を対象とした調査

　この調査は、緩和ケア病棟に入院する生活者4名に対して、インタビューによる調査を行ったものであるが、現在も継続中である。研究参加者4名全員がインタビュー後1ヶ月ほどで亡くなられており、話を聞かせてくださった参加者の方ならびに面会に来られていたご家族の方には人生の最後の本当に貴重な時間を頂いたことに、書面をお借りして改めてお礼を申し上げておきたい。それぞれの方が語った安楽について要約する。

・Aさん：これまで生きてきた人生とその最後に対して、自分自身がどう意味づけていくのかを述べることを安楽としていた。意味づけを行う、すなわち発達課題でいうところの人生の統合であり、そのことがAさんの安楽であった。

・Bさん：緩和ケア病棟に入院される前に、一般病棟で化学療法や症状緩和の際に音にとても悩まされ、悩まされている自分を自分らしくないと評価していた。そうした中

で音に煩わされないことや、一番自分らしくできる家族との時間を共有することが、
B さんの安楽であった。

・C さん：自分の理想としている死への意味づけや自己像を持っており、それを保つた
めに、誰かに感謝することや死後の他者への迷惑をかけないことを安楽としていた。
すなわち、C さんにとっての理想の自己が保たれていることが安楽であった。

・D さん：死や家族との関係など、自分の力ではどうにもならないことを否定するので
はなく、自分なりの理由をつけて、あきらめや折り合いをつけることで自分の中で納
得することを安楽としていた。すなわち、自己を納得させ安定を図ることが D さんに
とっての安楽であった。

　上記の語りから、緩和ケア病棟に入院する終末期の生活者にとっての安楽とは、"そ
の人としての統合性を維持すること"と、私は考えた。石井 [11] は痛みがあるなしにかか
わらず、個人の統合性が脅かされた時、それが苦痛を引き起こすのであると述べており、
その人としての統合性を維持することは終末期患者の安楽の体験にとって本質的であ
ると考えられた。しかし現代の終末期医療は病院から在宅へと変化する流れがある。こ
れまで徐々に増加してきた病院での死を希望する生活者は近い将来には在宅での死を
望むように転換するのではないかと予測している。そのため、今後は在宅や地域の場に
おける安楽とは何かを研究していきたいと考えている。

引用文献
1) 吉田時子：第 8 章　生活者の安楽. 基礎看護-原理と方法-，東京，メヂカルフレンド社，1954.
2) Kolcaba, K.Y（著）／太田喜久子（監訳）：コルカバ　コンフォート理論－理論の開発過程と実
　践への適用. 東京，医学書院，2008.
3) 日本看護科学学会 9・10 期学術用語検討委員会：看護学を構成する重要な用語集. 2011.
4) 長谷川宏：新しいヘーゲル. 東京，講談社新書，13，1997.
5) 佐居由美：看護師が実践している「安楽」モデルの検証. ヒューマン・ケア研究 9：30-42，2008.
6) 佐居由美：看護実践場面における「安楽」と言う用語の意味するもの. 聖路加看護大学紀要 30：

1－9, 2004.

7) 山元由美子, 藤田八重子, 佐々木百合子ほか：日本文化および看護における「安楽」の概念化に関する研究-看護実践者の「安楽」の概念の構築-. 平成18－19年度科学研究費補助金基盤研究(C) 研究成果報告書.

8) 坂口幸弘, 柏木哲夫, 山本一成ほか：家族・スタッフがもたらす精神的安楽－末期がん生活者の視点を通して－. 死の臨床 20(1)：53－58, 1997.

9) 北谷幸寛, 八塚美樹：緩和ケア病棟の看護師が捉える終末期患者の安楽　患者の社会的な側面に焦点を当てて. 富山大学看護学会誌 17(1)：17-26, 2017.

10) 北谷幸寛, 八塚美樹：緩和ケア病棟の看護師が捉える終末期患者の安楽　患者の状態に焦点を当てて. 臨床死生学 22(1)：76-85, 2017.

11) 石井洋子, リー・ペイトン, 後閑容子ほか：終末期医療における「苦痛と痛み」と看護のあり方. 群馬県立医療短期大学紀要 7：87-94, 2000.

第４章　「くらし」を支えたい・・・

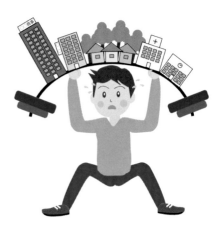

第1節 介護保険制度における看護の役割

富山大学学術研究部　老年看護学講座　准教授　新鞍真理子

　2000（H12）年4月より介護保険制度が施行され、20年が経過した。介護保険制度は、社会保険方式により社会全体で高齢者の介護を支え、安心して生活できる社会をつくるとともに、家族などの介護者の負担を軽減することを目指している[1]。介護保険法の目的（介護保険法第1条）は、「入浴、排せつ、食事等の介護、機能訓練並びに看護、療養上の管理その他の医療を要する者等」の要介護状態の者に対して尊厳を保持し必要な介護サービスを提供することである。

　介護保険制度は、急速な高齢化の進行にともない、老人保健法での対応の限界や、医療制度における治療が必要ではない「社会的入院」の問題、社会福祉制度における介護サービス利用の不便さなどを解消するため、保健・医療・福祉のサービスを総合的に提供するために新設された。介護保険制度は、「介護」だから福祉の制度であると捉えられやすいが、決して、福祉だけの制度ではなく、保健・医療・福祉の専門職によるサービスが提供されており、多職種が連携することにより成り立っている。介護保険制度は、保健・医療・福祉の協働が重要である。

　介護サービスには、要支援者を対象とした介護予防と、要介護者を対象とした介護給付がある。サービスの種類は、在宅サービス、地域密着型サービス、施設サービスに分類される。在宅サービスには、主に訪問系、通所系、短期入所、福祉用具貸与がある。施設サービスは、要介護者のみが対象であり、介護老人福祉施設、介護老人保健施設、介護医療院（介護療養型医療施設は2024年3月まで[1]）がある。

　専門職は、保健の領域では、保健師等が中心となり介護予防等で活躍している。医療の領域では、看護師の他、医師、歯科医師、薬剤師、理学療法士、作業療法士、言語聴覚士、歯科衛生士、管理栄養士等、福祉の領域では、介護福祉士、ホームヘルパー、社会福祉士、福祉用具専門相談員等の専門職が介護サービスに携わっている。看護師は、主に訪問看護、訪問入浴、通所サービス、短期入所、各種の施設サービスで活躍してい

る。いずれの介護サービスにおいても多職種連携でサービスを提供しており、報告、連絡、相談などにより情報共有を行い、要介護者および家族のニーズを把握しながら、転倒予防、病気の悪化防止、再発予防、早期発見、早期対応に努めている。

このような介護保険制度を効果的に活用するためには、要介護者の実態を把握し、介護予防や要介護状態の悪化防止に役立てることと、家族介護者の介護負担の実態を把握し、負担軽減の支援に役立てることが必要である。以下、介護保険を利用している高齢者とその家族を支援するための基礎資料とするため、要介護者の特徴と家族介護者の特徴について調査を行ったので報告する。

1．要介護者の特徴

要介護者の実態を把握するため、富山県内の一地区の介護保険情報を分析した結果、男女ともに介護保険を初めて利用した時の要介護度が重度であるほど、死亡リスクが高かった[2]。また、要支援と要介護1を対象に2年後の要介護度の悪化及び死亡と認知症との関連を分析した結果、認知症は要介護度の悪化に関連していたが、死亡との関連はみられなかった[3]。

さらに、要介護度の悪化防止を目指すために、要介護度の維持期間を算出し、どのような要因が、維持や悪化に影響を及ぼしているかを明らかにした[4]。その結果、要介護度の平均的な維持期間は0.7～2.7年であった。疾患との関連では、脳卒中と認知症がある場合には、維持期間が短く、要介護度の区分が悪化するハザード比が高かった。要支援1・2と要介護1では、筋骨格系疾患がある場合に維持期間が長かった。一方、要介護度2・3・4では脳血管疾患がある場合の維持期間は長かったが、認知症があると維持期間は短かった。介護サービスの利用との関連では、通所介護、通所リハビリテーション、福祉用具の利用者の維持期間が長かった。

これらのことから、要介護の原因となる疾患の種類により、生命予後や要介護度悪化の期間が異なることが明らかになった。個人差はあるものも一般的な傾向として理解することにより、予後予測を視野に入れて介護サービスを提供することができると考える。

次に、介護サービスの利用による詳細な要介護度の維持期間と在宅生活継続期間について検討した[5]。その結果、訪問サービスと通所サービスの利用者は要介護度維持期間

および在宅生活継続期間が長かった。特に、男性の要介護1の訪問サービス利用者、要介護2の通所サービス利用者は維持期間が長かった。また、女性の要介護3以上の訪問サービス利用者、男女の要介護3以上の通所サービス利用者では、在宅生活継続期間が長かった。

その後、介護サービスの利用とADLの維持期間との関連を検討した結果、障害高齢者の日常生活自立度のランクJ2、A1、A2の者が在宅生活開始時に通所サービスを利用している場合、その後のADL維持に有効であったことが明らかになった[6]。今後、認知症高齢者の日常生活自立度のランクの維持期間に関連する介護サービスの分析と各要介護度区分の維持期間に関連する介護サービスについて分析する予定である。

これらのことから、介護サービスを利用することにより、要介護度の維持期間が長くなったことから、言い換えれば悪化を防止することが確認できた。また、介護サービスの利用により、在宅生活継続期間が長くなることは、住み慣れた地域で生活することに役立っているといえる。しかし、介護サービスの種類や要介護度により、その効果は異なるので、個別支援では、個々の状態、要介護者および家族の意向により、介護サービスの利用を検討することが必要である。

2. 家族介護者の特徴

要介護者の在宅生活を継続するためには、家族介護者の状態を把握することが必要である。そこで、訪問看護ステーションを利用している介護保険利用者の家族を対象に介護に対する意識についてアンケート調査を行った。

まず、家族介護者の続柄別にみた介護負担感と介護肯定感について分析した結果、介護肯定感の中の充実感は嫁が一番低く、介護負担感の中の経済的負担感は息子が一番高かった[7]。

次に、介護負担感が強い状態を想定して、高齢者虐待との関連について調査した。虐待をしそうになる感覚を切迫感として質問した結果、身体的虐待および心理的虐待の切迫感に関連する要因は、介護負担感が強いこと、療養者に脳卒中既往があることであった[8]。

さらに、高齢者虐待の切迫感について、種類が1つの場合と複数ある場合の違いを明

らかにした。その結果、身体的虐待、心理的虐待、ネグレクトのうち、いずれもない群、1 種類のみの群、2 種類以上の複数群に分けると、1 種類群と複数群には、介護負担、療養者の脳血管疾患の既往が共通していたが、1 種類群では介護経験期間が短く、複数群では介護肯定感が低いことが関連していた[9]。

　以上のことから、家族介護者の介護負担感を軽減するためには、続柄の特徴や高齢者虐待に至りそうな意識を早期に把握し、一人で抱え込まないで、介護サービスを利用するなどにより、精神面および時間的な余裕がもてるように支援することが必要である。

引用文献

1) 厚生労働統計協会. 国民衛生の動向・厚生の指標　増刊　67 (9)：243, 247, 2020.

2) 新鞍真理子, 寺西敬子, 須永恭子ほか：介護保険認定高齢者における性・年齢別にみた要介護度と生命予後の関連. 北陸公衆衛生学会誌 33 (1)：22-27, 2006.

3) 新鞍真理子, 廣田和美, 寺西敬子ほか：2 年以内の要介護度の悪化および死亡と認知症高齢者の自立度との関連. 老年精神医学雑誌 17 (10)：1079-1086, 2006.

4) 新鞍真理子 (代表者). 科学研究費助成事業　研究成果報告書　2007-2010 基盤研究(C) 課題番号 19590624　要介護度維持期間に着目した疾患別モデルの構築と介護保険サービス評価の検証.

5) 新鞍真理子 (代表者). 科学研究費助成事業　研究成果報告書　2011-2015 基盤研究(C) 課題番号 23590783　要介護度の維持期間からみた介護サービスの有効性の評価.

6) 宮原優太, 新鞍真理子, 下田裕子ほか：介護サービス利用によるその後の ADL 維持期間への影響. 厚生の指標　66 (1)：27-32, 2019.

7) 新鞍真理子, 荒木晴美, 炭谷靖子：家族介護者の続柄別にみた介護に対する意識の特徴. 老年社会科学 30 (3)：415-425、2008.

8) 新鞍真理子, 荒木晴美, 炭谷靖子. 家族介護者の要介護高齢者に対する身体的および心理的虐待の切迫感に関連する要因. 老年社会科学 31 (1)：21-31, 2009.

9) Niikura M, Araki H, Sumitani Y: Factors related to contemplation of abuse among family caregivers. Japanese Journal of Human　Sciences of Health-Social Services 18(1): 107-116, 2011.

第2節　ソーシャルキャピタルを活用する地域保健活動のあり方

富山大学学術研究部　地域看護学講座　助教　城　諒子

　少子高齢化の進展や人口減少に伴う人口構造および世帯構造の変化により、住民の生活スタイルが変化し、住民の健康づくりに対するニーズが多様化・高度化している。その中で質の高い看護支援を実施するため、公衆衛生看護活動において、行政を主体とした取り組みだけではなく、看護職と住民との協働が求められている。住民の健康問題住民自身が、自らの健康管理に関心を持って取り組むために、住民の自助に対する支援を充実させ、互助の精神をもって地区で取り組みを実施している住民に対する支援を充実させていかなければならない。そのために、住民に対して、ソーシャルキャピタル[1]を活用した支援を行うことが推進されている。

1．住民の地区組織活動をとおした自助及び互助の推進

　公衆衛生や公衆衛生看護の分野でソーシャルキャピタルの考え方が注目される以前から、保健師は住民の自助及び互助を活用して地域づくりを展開してきた。今、改めてソーシャルキャピタルの考え方を概観したとき、ソーシャルキャピタルは、保健師が住民とともに取り組んできた地域づくりそのものであると考えることができる。保健師は、地域住民の人脈や、住民リーダー等を中心とした人的資源を把握し、活用することによって、住民とともに地域の健康づくりに向けた地区活動を実践してきた。ソーシャルキャピタルの概念の一つである「資本」は、"人と人との繋がり""人と人との絆""人と人との支え合い"と考えることができる。

---

[1] アメリカの政治学者であるロバート・パットナムは、ソーシャルキャピタルを「人々の信頼・規範・ネットワークなどの社会組織の特徴で、互いの利益のために調整や協力を促進するもの」と説明しており、公衆衛生の分野で注目されるようになった。

この「資本」を住民の取り組みに置き換えると、①住民
の地縁に基づく組織（例：自治会、老人クラブ、婦人会な
ど）、②価値観や経験を共有し、健康課題の解決に強い動
機を持つ組織（例：健康推進員、食生活改善推進員、患者
会など）、③職業を通じて住民の健康課題を共有する組織
（例：生活衛生・食品安全関係同業組合など）が挙げられ
る[1]。保健師はソーシャルキャピタルの"核"となる人に
対して、健康づくりの知識や技術の提供等のアプローチを
行い、ソーシャルキャピタルを活用して、住民自身による
健康づくりに向けた活動が取り組まれることを期待してい

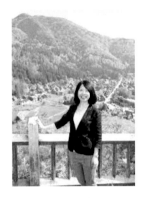

写真：初任地の白川郷にて

る。保健師は、地域住民の自助・共助を推進することによって、地区組織活動を発展さ
せ、住民自身が自らの健康管理に取り組むための力をつけることを目的として地区活動
を実践している。

ソーシャルキャピタルを活用した保健師活動の自験例

　筆者が市町村保健師として地区活動を実践していた時、民生委員を中心とした地域住
民による独居高齢者の安否確認に取り組んでいた。この地区では、住民が、近年の高齢
者の自殺状況を危惧しており、民生委員が中心となって、まずは独居高齢者の支援に取
り組もうとしていた。ここで筆者が印象強く感じたことは、民生委員が中心となり、住
民が自ら地域の健康課題を感じ取り、考え、対策に取り組もうとしていたことであった。
この地区は、元々住民同士の繋がりが豊かな、すなわちソーシャルキャピタルが"豊か
な"地区である。住民同士の絆やネットワークを活用して対策に取り組む力を、保健師
がどのように支援することで、住民の力が推進できるかを考えた。保健師と住民が健康
課題を共有できるよう、保健師からは死亡分析、住民からは地域で生活しているからこ
そ感じる実情を提供し合い、対策を考えた。筆者は、自殺対策のために改めて地区組織
を育成・養成するのではなく、民生委員を中心とした住民のもつ力を頼りに、保健師と
住民がともに健康課題を共有して取り組みができる体制づくりが重要であると感じた。

2．住民とともに展開するこれからの保健師活動

　筆者の看護実践は、ソーシャルキャピタルが“豊かな”地区であったから成しえたことではなく、住民自身に、健康課題を考える力、解決したいという思いがあり、保健師との協働にうまく発展することができたからであると考える。今後、ソーシャルキャピタルの程度や、地区組織活動の実情にかかわらず、どのような地域でも適応可能な支援方法を検討するために、地域の健康課題の明確化、“核”となる住民へのアプローチ、地域の特性を活かした取り組み、住民が取り組む場づくりなど、保健師が住民とともに地区活動を展開するための支援の構造を追究していかなければならない。住民の生活スタイルや人口構造の変化に適応可能な支援方法を検討する必要があるが、これまでの保健師と住民との協働の揺らぐことのない基盤もあるだろう。保健師のこれまでの住民との協働で積み重ねてきた実践知を明確に整理し、これからの住民の様相や住民ニーズに適応可能な支援方法を見出すことにより、人と人との絆が途切れることなく、住民が自助及び互助をもって健康管理に取り組む力を支援できるように、看護職として自らが果たすことのできる役割も含めて追究していきたい。

参考文献
1）厚生労働省：地域保健対策検討会報告書，2012 を一部抜粋・改変

第 3 節　認知症高齢者の転倒予防

富山大学学術研究部　老年看護学講座　助教　牧野真弓

1．認知症の人の転倒・転落事故の現状

　転倒による死亡は増加傾向にあります。厚生労働省の「平成 30 年人口動態統計の概況」[1] の不慮の事故死の内訳では、転倒・転落 23.4%、窒息 21.5%、溺死・溺水 19.4%、交通事故 11.2% となっており、転倒・転落は、交通事故よりも多いことが分かります。また、交通事故は減少している一方で、転倒・転落は増加傾向にあります。

　我が国では、地域在住の高齢者で 10〜20%、施設入所者の約 30% が、年に 1 回以上転倒しています[2]。施設では、入所者の 95.6% に認知症があります[3]。認知症の高齢者は、一般高齢者と比べて転倒率が 8 倍[4]、寝たきりにつながる大腿骨近位部骨折の発生率が 2〜3 倍[5] と高いです。なぜ認知症があるだけで、転倒しやすくなるのでしょうか。

2．認知症の人の転倒・転落の原因

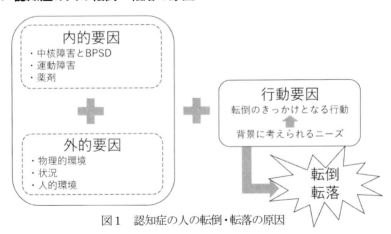

図 1　認知症の人の転倒・転落の原因

　認知症の人の転倒・転落の原因（図 1）は、本人に起因する内的要因と、環境や状況などの外的要因に大別され、そこに転倒のきっかけとなる本人の行動要因が加わり、転

倒・転落（以後、転倒とします）が生じると考えられます。順にお話しします。

（1）内的要因

　転倒の内的要因は 3 つに分けられます。①認知症の中核障害と行動・心理症状（Behavioral and Psychological Symptoms of Dementia：BPSD）、②加齢と認知症に伴う運動障害、③認知症の治療に用いられる薬剤の影響です。

　①中核障害には、記憶障害、見当識障害、視空間認知障害、失認・失行・失語、注意障害などがあります。記憶障害では、介助の必要性や安全のために必要な注意を覚えていないこと、物を置いた場所を覚えられず探し回ること、見当識障害では、現在の環境を理解できないことが徘徊の原因となり、活動量が増加することで転倒につながります。視空間認知の障害では、視覚からの情報を認識しづらくなることから、手すりをつかみ損ねることや、段差につまずきやすくなります[6]。失認の一種である半側空間無視は、空間の半側を認識できない症状ですが、障害物を認識できず衝突や、移乗の際に車椅子のブレーキのロックを見落としやすくなります。失行は、動作の組み立てが困難になる症状ですが、靴やズボンを正しく着用できずに、履物が脱げる、ズボンの裾を踏むことで、転倒につながります。「話す・聞く・読む・書く」がスムーズに行えなくなる失語では、言葉による注意を理解しづらくなり、注意障害では、関心や注意に対する集中が持続しなくなることで、転倒しやすくなります。

　①BPSD には、徘徊・焦燥性・興奮・攻撃性などの行動症状と、不安・うつ・幻覚・妄想・不眠などの心理症状があります。徘徊のある人は、転倒による大腿骨近位部骨折の発生リスクが 6.9 倍高い[7] です。攻撃性・妄想・幻覚は、突発的な行動につながりやすく、不安・焦燥・不眠は、夜間の活動量が増加し転倒のリスクを高めます。BPSD の原因には、脱水や電解質の乱れ、便秘や発熱などの身体症状への対応の遅れや、まぶしさや騒音など不適切な環境、ケア提供者の不用意な言動などのケア環境などがあります。

　②運動障害は、認知症の種類別に異なります。アルツハイマー型認知症では、早期からバランス機能が低下し、進行に伴い歩行速度や筋力が低下します。脳血管性認知症は、脳梗塞や脳出血を原因とし、片麻痺などの運動麻痺や、小脳が障害された場合は失調様歩行が転倒につながります。レビー小体型認知症では、パーキンソニズム（手足の振戦、筋肉がこわばる固縮、動きが鈍くなる無動、身体のバランスがとれなくなる姿勢反射障

害）が転倒につながります。歩行開始時に足が出ないすくみ足や、歩行速度が徐々に増す突進様歩行、起立性低血圧による立ちくらみが起きやすく、転倒のリスクを高めます。

　③認知症治療薬では、メマンチン塩酸塩の副作用にめまいと傾眠があり、転倒に注意が必要です。他に睡眠薬、向不安薬、向精神病薬の副作用にふらつきや眠気があり、注意が必要です。また、5種類以上の薬の服用で、転倒の発生率は急増します[8]。

（2）外的要因

　転倒の外的要因は、物理的環境、状況、人的環境に分けられます。物理的環境には、障害物や段差、滑りやすい床や濡れた床、電気機器のコード類、暗さやまぶしさ、不適切なベッドの高さ、手すりの不備、不安定な机や床頭台、歩行器や車椅子などの調整不良や不適切な使用、過剰な抑制やベッド柵、脱げやすい履物や裾の長いズボン等があります。状況には、不慣れな場所や人混み、歩行しながら話をすることや、歩行時に呼び掛けるなどの多重課題があります。人的環境には、介助者の不十分な知識や技術、介助者のペースや認知症の人のペースを乱す介助、介助者の不用意な言動や態度、不十分な見守りがあります。

（3）行動要因と背景に考えられる認知症者のニーズ

　認知症の人は、「勝手に動く」「言うことを聞いてくれない」「何度言っても守ってくれない」「何も考えていない、感じていない」という認識は誤りです。希望や苦痛を言葉で表現して他人に伝えることが困難になるため、行動に移して解決しようとしているだけです。ケアする人の都合や効率を優先するのではなく、認知症の人の視点から、行動した背景にどんなニーズがあったかを読み取ろうとする姿勢や技術が求められます。

　転倒のきっかけとなる行動には、「車椅子から立ち上がる」「実際には1人でできない歩行などを、頻回に行おうとする」「援助に抵抗する」「頻回に尿意を訴える」などがあり、背景には様々なニーズが考えられます。

3．ケアする人の転倒予防への心得

　人はもともと、体調が悪くなければ自由に活動したいニーズを持っています。'転倒0'を目指すと、転んではいけないからと行動の制限につながりやすくなり、行動を制限する行為は、身体拘束にあたります。身体拘束を行って転倒を予防しても、転倒は減少し

ない[9] ばかりか、ケアする人との信頼関係は崩れてしまい、怒りや興奮から BPSD や
せん妄を誘発します。身体拘束を逃れようとベッド柵の乗り越えによる転落や、拘束具
による窒息を招く危険すらあります。長期化すると、関節の拘縮や筋力の低下といった
身体機能の低下や褥瘡の発生、認知機能低下の進行をもたらし、尊厳を脅かします。ケ
アする人自身もケアに対して誇りを持てず苦しみます。

　認知症の人の転倒予防を行う際に留意することは、ケアする人や家族が‘転倒 0’を
目指すのではなく、「介入により防ぐことができる転倒」と、「防ぐことが難しい転倒」
の 2 つがあると認識し、転倒による大きな損傷の予防を目標にすることです。

　「介入による防ぐことができる転倒」へは、内的・外的・行動要因を除去または低減
させて、行動制限ではなく、ニーズを満たして安全に行動できる介入を行います。

　「防ぐことが難しい転倒」には、転倒した時の状況や行動をケアする人で共有し、今
後どのような転倒が予測されるかを考え、あらかじめ対策をとる必要があります。

4．転倒を予防する具体策

　私は、臨床経験 10 年以上の看護師の方 18 名を対象に、認知症の患者さんに対して、
どのように身体拘束を回避した転倒予防を行っているか、複数の病院でインタビュー調
査を行いました[10][11]。その結果の一部をお話しします。看護師の方のインタビューより、
身体拘束を回避した転倒予防を行うポイントとして明らかになったこと（図2）は、内
的要因に対して、BPSD の発生を回避するケアを行うこと、外的要因に対して、認知症
の人が行動しやすい環境を調整すること、行動要因に対して、転倒のきっかけとなる行
動に対してケアを行うことでした。これらより、安全な行動に導くことが鍵となります。

（1）内的要因に対する具体策

〔目標：認知症の人が納得できるように接して、BPSD の発生を回避する〕

　1）本人の意向を確認し、安心できる声かけをする

　認知症の人に対して、危ないからダメと強く禁止する言葉や、間違いを指摘しあざ笑
うような態度は、認知症の人の存在を否定し、自信喪失や窮地に追い込んでしまいます。

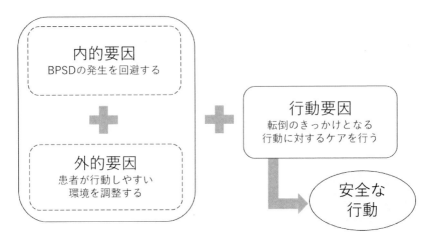

図2　認知症の人の転倒予防のポイント

認知症の人にとって、居心地が悪く逃げ出したいと感じるようなケアする人の態度や言動が原因で、転倒につながることがあります。ケアする人は、認知症の人に合わせた接し方を身につけ、BPSD を発症させない関わりを意識する必要があります。記憶が不確かな中、不安を抱える認知症の人が納得できるように、今いる場所や置かれた状況を繰り返し説明し、本人の気持ちを聞きながら、安心できるように接することが大切です。

（2）外的要因に対する具体策

〔目標：転倒による大きな損傷を防ぐために、行動しやすい環境を調整する〕

　1）なじみの物を配置し家庭環境に近づける

　入院やショートステイ等を利用する等、環境の変化には注意が必要です。認知症の人は新しい環境になじめず、なぜ自分がここにいるのか、スタッフは誰なのか分からずに不安な気持ちがつのると、転倒につながることがあります。頼みの綱である家族が帰宅すると、一層不安がつのり、家族を探して徘徊につながります。愛着のある物や使い慣れた物を持参することで、安心の手がかりとなる場合があります。また、自分のベッドや部屋を判別しづらくなるため、なじみの物があると自室だと確認しやすくなります。

　2）予測できる転倒へ備える

　動作を行う際に、どの動作にどんな転倒の危険があるか観察し、対策を立てることが

大切です。例として以下のものがあります。日ごろから行う動作や動線を考慮して、ベッドの向きや配置を決める。杖や車いすは床にテープで印した同じ位置や向きにそろえておく。介助バー・立ち上がり棒・手すりを設置して立ち上がりや移動を補助し見守る。家具は固定しておく。繰り返し転落する場合は、落差を少なくするために低床にする、転落に備えて緩衝マットを引き衝撃を緩和する、ヒッププロテクターの使用を薦める等。

（3）行動要因に対する具体策

〔目標：転倒のきっかけとなる行動を満たして、安全に行動できるようにする〕

　1）危険に見える行動の理由を解読する

　行動を否定せず見守りながら、行動を起こす理由を探ります。転倒につながる行動の半数は排泄であり、排泄ニーズには徹底した対応が必要です。言動の意味が分からない時は、過去と現在をつなぐことや、その人の行動を理解できる人に聞くことも有効です。

　2）行動を見守る

　したい行動を抑えずに、安全にできるサポートに徹することが、認知症の人の納得を得ることにつながります。納得できれば行動は落ち着き、やがて転倒しなくなります。

　3）特技を探す

　できないと決めつけずに、認知症の人が好きで取り組めることを探し、日中に活動することが、生活リズムを整え、活動ニーズを満たすことにつながります。

５．まとめ

　認知症の人が納得して、個性を発揮して安心して過ごすことができれば、転倒のきっかけとなる行動は落ち着きます。認知症の人に居心地の良い環境を作るには、個性を尊重し、行動に合わせた転倒予防策を模索していくことが大切になるでしょう。

引用文献

1）厚生労働省：平成 30 年（2018）人口動態統計の概況-死因簡単分類別にみた性別死亡数・死亡率, https://www.mhlw.go.jp/toukei/saikin/hw/jinkou/kakutei18/index.html （2020/9/3 検索）.

2）長谷川美規他：日本人高齢者の転倒頻度と転倒により引き起こされる骨折・外傷・骨粗鬆症治療 7 （3）, 180-185, 2008.

3）厚生労働省：平成 28 年（2016）介護サービス施設・事業所調査の概況-5 介護保険施設の利用者
　の状況, https://www.mhlw.go.jp/toukei/saikin/hw/kaigo/service16/dl/kekka-gaiyou_05.pdf（閲
　覧日 2020/7/3）

4）Allan L M, et al: Incidence and prediction of falls in dementia; a prospective study in older
　people. PLoS One 4(5): e5521, 2009.

5）Guo Z, et al: Cognitive impairment drug use, and the risk of hip fracture in persons over 75
　years old. A community-based prospective study. Am J Epidemiol 148（9）, 887-892, 1998.

6）Eriksson　S, et al: Risk factors for falls in people with and without a diagnose of dementia
　living in residential care facilities; A prospective study. Arch Gerontol Geriatr46（3）：296-306,
　2008.

7）Buchner D M, et al: Falls and Fractures in patients with Alzheimer-type dementia.
　JAMA257（11）：1492-1495, 1987.

8）Kojima T, et al: Polypharmacy as a risk for fall occurrence in geriatric outpatients. Geriatr
　Gerontol Int 12（3）：425-430, 2012.

9）Sandhu S K, et al: Likelihood of ordering physical restraints; influence of physician
　characteristics. J Am Geriatr Soc 58: 1272-1278, 2010.

10）牧野真弓, 加藤真由美：一般病棟の認知障害高齢者へ身体拘束回避で転倒を予防する熟練看護
　師の思考と実践のプロセス. 看護実践学会誌 31（2）：48-58, 2019.

11）牧野真弓：総合病院における認知症高齢者の安全対策を目指したケア・アルゴリズムの開発.
　2016 年度科学研究費補助金研究成果報告書（26463446）.

第4節　生活困窮者と次世代家族の生活習慣改善と　セルフケア能力獲得支援

富山大学学術研究部　地域看護学講座　教授　田村須賀子

　本研究は、市町村保健師が生活困窮者・家族に対して、どのような健康支援をどのように実施しているか明らかにしようとするものです。2018 年の生活保護法改正により、「被保護者健康管理支援事業」が創設され、2021 年 1 月から全国の市町村の必須事業となります。生活保護担当課に保健師を配置する市町村も増加傾向にあり、保健師には生活保護受給等の経済的生活困窮者・家族に対する、生活習慣病予防等のセルフケア能力獲得のための支援が求められます。

　併せて保健師が個別支援により捉えた生活困窮者・家族に特異的な生活実態からは、生活習慣病予防に向けた取り組み課題も明らかになります。特に生活困窮であっても学童期から獲得可能な生活習慣とヘルスリテラシーがあるはずです。本稿ではそれらを想定し、セルフケア能力獲得に向けた支援方法を検討することの意義について述べます。

1．研究背景と意義

（1）市町村保健師の福祉部門生活保護担当課に配置が進む現状

　少子高齢対策が講じられた 20 世紀末より、介護保険制度創設に向けた要介護高齢者のサービス利用、児童・高齢者虐待に関連した支援ニーズへの対応、さらに地域における障害者等のノーマライゼーション・社会的包摂の醸成も、保健師の役割として期待されるようになりました。それに伴い市町村保健師の福祉部門への配置が進み、社会的責任が拡大しました。行政の福祉部門に配置された保健師（以下、福祉部門保健師）は、障害者及び児童の福祉部門並びに介護保険等の福祉サービス利用者・家族への保健福祉に関連するニーズを把握し、関係機関・職種と連携及び協働して、予防的な視点を持って課題を解決し、そのためのサービスの実施及び評価を行うこととされました[1]。

　近年の政策においては生活困窮者・家族への健康管理支援が期待され、生活保護担当課への配置も進められてきました。生活保護受給者は「健康上の課題を多く抱えるにも

かかわらず、健康に向けた諸活動が低調な状況」にあり、医療扶助費の増大とともに、生活困窮世帯の子どもの不健康な食生活や生活習慣の問題も指摘されています。次世代への不健康な生活習慣・食習慣の連鎖を断ち切るためにも、学童期から健全な生活習慣や健康増進に向けた支援を行うことが重要となります[2]。

（2）福祉部門保健師の地域看護学上の課題

しかし多くの場合、各福祉部門の保健師は1〜2人配置です。福祉部門への配置の歴史は浅く、特に生活保護担当課では1人の保健師が試行錯誤・模索し、仕事を開拓し、看護専門職としての責任を果たしてきた経緯があります。したがって次の地域看護学上の課題があると考えられました。

①生活保護担当課に配置された保健師が、保健部門で培った個別支援の知識・技術、福祉部門への配置で構築した多職種ネットワークを活かし、生活困窮者・家族への健康管理支援として、何を何からどのように取り組むかについては、保健師個々人に任せられている現状にあります。

②生活困窮者・家族の医療扶助費の増大、特に子どもの不健康な食生活や生活習慣など、喫緊の課題であるにも関わらず、有効な健康管理支援方法が明確でなく、まだまだ社会的ニーズに応えられていないという実感を持たれています。

③生活困窮者・家族への健康管理支援で、ひとりの保健師による成果ある取り組み実績が、保健師の共通の実践知として認識、評価・継承されず、実践の普及に向けた検討がなされない現状にあります。

（3）生活困窮者・家族への健康管理支援の必要性

生活困窮と糖尿病等の生活習慣病重症化の連鎖の基底には、不適切な生活習慣があります。これまでの研究で、腎透析が必要になってから福祉の窓口に来る、就労で貧困から抜け経済自立した後に糖尿病発見、腎透析に至る（図1）事例が少なくありませんでした。セルフケア能力を獲得すれば「貧困と疾病」の負の連鎖を断ち切ることができるのではないでしょうか。

昨年度の学校教諭へのインタビューでは、①お金ないはずなのにお菓子ばかり買って食べている、②学校給食では「1食の提供確保」が一義的な目的である、等とお聞きしてきました。

しかし将来、彼らが糖尿病になり人工透析が必要になって、「こんなことになるなら、コンビニエンスストアで唐揚げ3個を2個に減らして、カット野菜を1袋買えば良かった」と後悔することになると思います。自己管理と言っても、難しいことは求めていませ

生活困窮家庭で育つ

幼少期
食事の準備なく、ただ焼くだけ、ゆでるだけ、そのまま食べられるものを食べてきた
（母子保健で支援）

学童期～青年期　食事が無いことの常態化
すぐに食べられるもの・お腹が膨れるもの
揚げ物惣菜・ファーストフード・弁当を食べてきた
（学校保健で予防）

就職して、肉体労働・長時間労働を頑張る
経済的に自立できたが、
数年ぶりの定期健診で、**進行した糖尿病発見**
（産業保健で予防）

治療に時間を当てると、労働時間が削られ減収
治療を後回しにしがちになり糖尿病が重症化
透析の回数も増え、働けなくなり生活困窮

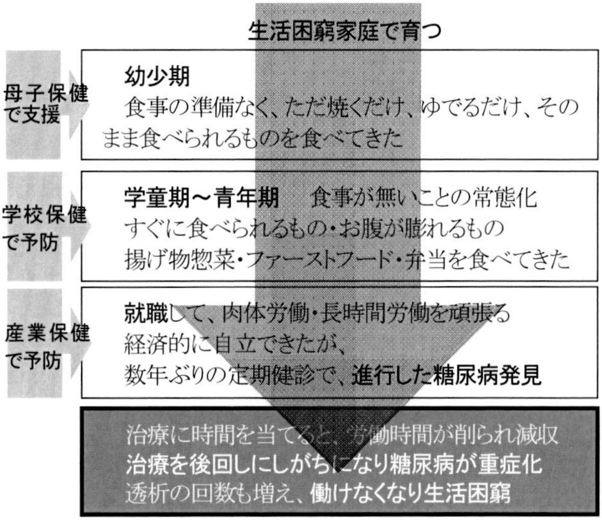

図1. 生活困窮と糖尿病重症化の連鎖のイメージ

ん。食事の選択ができるリテラシーをもち、少し気を付けできることをして、日々の積み上げで人工透析を減らせ、医療費が減らせ、何よりも本人たちが長く経済活動に参画出来、自分らしい生活が維持継続できるのです。

　そのあたりの支援ができるのは市町村保健師であり、中でも福祉部門に配置され、生活保護担当課に配置された市町村保健師がもっともターゲットとなる対象にアプローチできる位置にいるはずです。

　生活保護課に配置された熟練保健師の中には、地域で調理教室を定期的に開催され始めた方がいました。「キャベツ1個、大根1本買っても、どうにもできない」という被保護者からの訴え、「鍋・包丁が無い」「そもそも台所が使えない」という生活状況を把握されての取り組みです。従来の栄養教室の形ではなく、例えば大根1本をいかに使い切るか（皮をきんぴらに、真ん中は煮物、先端部は汁物に etc.）ということの知識と調理のコツを伝える教室でした。

2．今後の展望

　近年、学校においては、小・中学校等各学習指導要領に基づき「学校における食育の

推進」を総則に位置付け、食に関する指導を充実させることを明記するとともに、教育課程の編成及び実施に当たっています。また国においては、「食育基本法」に基づく「第3次食育推進基本計画」により、食育の推進が大きな国民的課題に掲げられています。学校における食育を一層推進するため、学校の教育活動全体で食に関する指導の充実に努められ、これにより園児・児童・生徒がその発達の段階に応じて食生活に対する正しい知識と望ましい食習慣を身に付けることができるよう、学校教育活動全体で食に関する指導に当たり、家庭や地域、他校種との連携を深め、学校における食育の一層の推進を図る取り組みがなされているところです[3]。

さらに「第3次食育推進基本計画」では、重点課題として「多様な環境に対応した食育の推進」を掲げ、子供や高齢者を含むすべての国民が健全で充実した食生活を実現できるよう、地域や関係団体の連携・共同を測りつつ、共食の機会の提供等を行う食育を推進することとしています。そして無料または安価で栄養のある食事や温かな団らんを子どもたちに提供する「子供食堂」の取り組みも、地域の力で全国各地に広がっています[4]。

学童期から学校給食、子供食堂において、例えば「赤黄緑の食品をバランスよくいただきましょう」という食事の教育も繰り返し伝えていただけると良いように思います。福祉部門保健師であれば、母子、学校、産業の各保健領域の看護職を巻き込み、生活習慣病予防の基本的な知識技術を福祉サービス利用者に根気よく伝え、改善に向けた支援ができると期待しました。学校保健・産業保健をも視野に入れた、生活習慣改善とヘルスリテラシー、セルフケア能力獲得に向けた活動展開への提言もできると考えました。

以上により、生活困窮者と次世代家族が生活習慣改善とセルフケア能力獲得のための、保健師の健康支援方法を検討しております。

参考文献

1) 各都道府県知事・保健所設置市長・特別区長あて厚生労働省健康局長通知:地域における保健師の保健活動に関する指針「地域における保健師の保健活動について」(平成15年10月10日付健発第1010003号).

2) 厚生労働省社会・援護局:生活保護受給者の健康管理支援等に関する検討会における議論の取り

　　まとめ（平成 29 年 5 月 11 日）．　https://www.mhlw.go.jp/stf/shingi2/0000164510.html

3）文部科学省初等中等教育局：特別支援学校小学部・中学部学習指導要領　学習指導要領「生きる

　　力」（2019）．https://www.mext.go.jp/a_menu/shotou/new-cs/youryou/tokushi/1284525.htm

4）内閣府食育推進室：第 3 次食育推進基本計画（2018）．

　　https://warp.da.ndl.go.jp/info:ndljp/pid/9929094/www8.cao.go.jp/syokuiku/about/plan/index.html

第 5 節　人生 100 年時代を生ききるための 地域・在宅ケア

富山大学学術研究部　地域看護学講座　准教授　髙倉恭子

1．人生 100 年時代が意味すること

　「日本は世界トップレベルの長寿国」と言われて久しく、「元気で長生き」は、当然のことのように耳にしています。2020 年 9 月 21 日（敬老の日）のニュースでは『65歳以上の高齢者の人口は 15 日現在、前年より 30 万人増えて 3617 万人と過去最多／総人口に占める高齢者の割合(高齢化率)は 28.7%で、過去最高／70 歳以上の割合は 22.2%。女性に限ると、25.1%で初めて「4 人に 1 人」に／高齢化率は 201 カ国・地域において世界最高で、2 位のイタリア（23.3%）、3 位のポルトガル（22.8%）を大きく上回る』とありました [1]。

　ここで、改めて『老後の生活について、考えておくべきことがあります。それは何でしょう？』と聞かれたら、何を思い浮かべるでしょうか。健康、要介護にならない（自立の維持)、運動、趣味・友人をもつ、老後の生活資金等、様々あると思います。

　今回、着目いただきたいのが「住まい」です。住まいと言うと「今、住んでいる家がある、持ち家だから問題ない」「家族同居だから問題ない」などと聞こえてきそうですが、住まいは元気な時は「生活をする場」、年月の経過とともに「介護（ケア）を受ける場」に変わっていきます。「足腰がだいぶおぼつかなくなった。杖がないと転びそう。入浴、トイレにも手助けが必要になってきた。」「自分の世話を同居の家族にしてほしいと思わない」「近くに子供夫婦がいるが、自分の世話をしてくれとは言えない」「老夫婦の 2 人暮らしで、介護する方もされる方も高齢」という場合に、今の家に住み続ける？続けない？のどちらを選択するかは悩ましいと思います。

　そこで今回は、今の家（自宅）以外の選択が必要になったら？を想定し、住まいと今後の生活について考えていきます。「自分は元気だし、持ち家だから心配は無用」は、"人生 100 年時代"においては、誰も言い切ることができません。100 年時代をどう生きき

るか？を考える目的に据え、住まいを基点に考える医療・介護のケアと暮らしについて述べていきます。

２．住まいと介護の問題

　私が「住まい」を研究のキーワードとするようになった経緯をお話します。初めに、研究として取り組んだのは「自宅介護者の負担軽減」で介護者の身体的負担の把握（24時間血圧測定機器を介護者に装着・測定）[2]」でした。これをきっかけに「自宅での療養生活を支える看護」が重要と考え、訪問看護（自宅又は施設で生活する療養者に看護ケアを提供）による自宅での看取りや退院時の支援などをテーマとしました。訪問看護師から見る看取りの課題[3]、訪問看護師による介護家族への精神的支援[4]などが一例です。一方、研究を進める過程で「高齢者同士（老老）の介護の限界、介護継続の迷い」に対する解決方法は、なかなか見いだせずにいました。

　実際のところ「高齢者（65歳以上）の世帯構成」において「単独世帯」は26.4％、「夫婦だけの高齢者世帯」は32.5％、両者を合わせると58.9％です[5]。65歳以上の2世帯のうち1世帯は、「高齢者同士、又は自分で自分を支える」の状況です。この傾向は今後も続くのは明らかで、自宅での生活継続には住まいに対する考えと実際的な準備が必要となります。介護施設も住まいとなり得ますが、介護保険による特別養護老人ホーム入所条件は、今では要介護3（参考：立ち上がりや歩行、食事、排せつ、入浴の際に全面的な介助が必要）以上となっており、今回は除くこととします。

３．住まいと地域の変化

　住まいに関わる課題として、地域の変化があります。ここで取り上げるのは、住地域住民同士の助け合い（互助）の減少です。地域ごとの都市計画や市町村合併による人口数や住宅数等の地区差、新しい住宅地住民と地元住民間の地域活動に対する温度差などを背景に、活動への関心や参加は低下傾向にあります。これまで通りのやり方では足並みは揃わずで、住まい、互助そして、地域づくりの方法や手段はこれから変化していくものと考えます。

4．住まいと介護の多様化

　「住まい」は介護や日々の生活に加え、その先の暮らしを見越して考える必要があります。これに関して、国土交通省・厚生労働省は、"ある住まい"を拠点として、「介護、家族、住まい、地域の課題への対応」「その地域周辺に居住する子供から高齢者が集える場、目的をもって参加する場を作る」「在宅療養者の医療と介護の拠点とする」を達成すべく策を打ち出しました。住民に必要な資源を組み合わせて、課題解決を目指すというもので、様々な課題をもつ人々を包み込むアプローチ、すなわち社会的包摂による地域づくりです。この "ある住まい" とは「サービス付き高齢者向け住宅（サ高住）」で、地域包括ケアシステムの姿の中にも書かれています。

　それでは、サ高住が設置された経緯を説明します。住まいが社会問題化している背景には、高齢者世帯の増加と介護者不在があります。介護者不在となる理由は、前述の通り、高齢者（65 歳以上）の「単独世帯」、「夫婦又は親子のみの高齢者世帯」の増加です。例えば、親の日常生活動作（activities of daily living: ADL）低下や認知症がみられた場合、独立した子供などが親と再同居、又は通い介護をし、毎日の排泄や食事などの介助、夜間の見守りができるかは、不確定要素と言わざるをえません。親が住む古くなった家屋のバリアフリー化は金銭的負担が大きく、子供の生活、通勤に適した場所に位置しているとも限りません。

　この状況下、終の住処も見据えた住み替え先として、2011 年からサ高住の設置が始まりました。サ高住は、国土交通省と厚生労働省が所管するバリアフリー対応の賃貸住宅で、原則 65 歳以上の方が利用可能で、夫婦同居可能です。要介護状態になった場合は、外部の介護サービスを自ら契約し、看取りも可能です。ただし、介護施設ではないため、サ高住に義務とされているサービス提供は、安否確認と日常生活支援となります。

　2020 年 8 月時点で、サ高住は 7,680 棟、258,321 戸（設置開始の 2011 年は 112 棟）6)あります。その数の年々増加を続け、住まいとしての位置づけが広がりつつあります。当初は「暮らしを支える終の棲家」でしたが、今ではサ高住併設介護事業所による周辺地域住民への福祉サービスの提供、サ高住居住者と地域住民によるコミュニティ形成が求められています。「サ高住を基点とした地域包括ケアとコンパクトなまちづくり」とも言えます。

具体例として、サ高住居住者とサ高住周辺の地域住人が利用できる介護サービス施設、や医療施設、交流施設を併設する「拠点型サ高住」、子ども食堂や障がい者施設、デイサービスを併設した「ミクストコミュティ形成型サ高住」、「多世代交流拠点型（子育て支援施設、シェアオフィスの併設）サ高住」、社会参加や就労を可能とする「仕事付きサ高住」や「まちなか住み替え型（郊外居住高齢者の住み替え）サ高住」があります。住まいという場の提供のみならず、社会関係性の再構築、医療と介護の連携、地域の将来を見据えたまちづくりを期待されています。

　様々な型の中で、自身の研究として取り組んでいるのが、拠点型サ高住で提供される「医療とケアの質と量の担保に関する課題」「新しい社会資源（サ高住）による地域づくりのプロセス解明と地域への波及効果」の検討です。この研究のきっかけは、サ高住運営者を対象としたケアに関わる課題の調査でした[7,8]。ケアの質の担保には、提供者側がそのスキルを有し、かつその対価が伴うことも条件の1つです。しかし、サ高住運営者からは「入居者の重症化の問題」「重症化した入居者受け入れへの困難感」「24時間体制で介護を行うという誤解」「サ高住によるケアは有料であることが理解されていない」「認知症方への対応が難しい」などが聞かれました。サ高住の目的は住まいですので、介護や医療のケア提供義務はありません。ケアが必要であれば入居者が自ら介護保険サービス提供者と契約し、ヘルパーに身の回りの世話を依頼します。ところが、介護施設の代用としての利用が増え、対価無しで日常生活の世話をする状況も生じています。サ高住によっては、専従の看護師を雇用し、訪問診療や医療機関、訪問看護等との連携を密にし、ケアを積極的に提供するところもあります。各々の特性や人員に沿った運営による住み分けが必要で、「誰によってどのような医療ケア、介護ケアが提供されているか」をまず明らかにしようと考えました。

　そこで、次の調査として、①サ高住における医療ケアの提供状況は？②誰が提供しているのか？をまず把握しました（サ高住500か所のデータを分析）。その結果、①の回答のうち、7割以上が対応可としたのが「重度認知」「看取り」「インスリン管理」「ペースメーカー」「透析」「尿バルーン」「ストーマ管理」「褥瘡」のケアでした[9]。但し、これらの対応ができるのは、サ高住専従の看護師の雇用、医療機関と積極的な連携がある場合が多く、看護職が医療ケアの鍵を握っていると言えます。健康と自立度の改善・維

持には、介護ケアも不可欠です。今回の結果を踏まえ、サ高住における「ケア」の位置づけと提供内容の設定、職員教育、医療機関や他施設との連携、行政との連携、運営・経営方法の特性から、サ高住でのケア提供の在り方とケアの質と量を担保するための方法、システムについて看護職の視点から調査・研究をしていきたいと考えています。

5．ケアとまちづくり

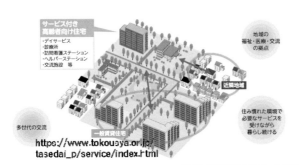

また、拠点型サ高住による地域づくりの実態と他地域での応用可能性についても、研究のテーマとしたいと考えています。拠点型サ高住は、サ高住の住人と周辺住民が利用可能な小規模多機能型居宅介護事業所や 24 時間対応型定期巡回・随時対応サービス事業所、デイサービス事業所、訪問看護事業所等を併設したサ高住です。これらの事業所は、利用者の住まいが郊外の町はずれですと、営業区域外を理由に利用ができない場合もあります。ですが、事業者が少ない地域の近辺に拠点型サ高住が設置されれば、その周辺に住む住民も利用できるサービスとなります（拠点型の建物は空き部屋が増えた公団住宅利用なども可能）。

また、地域に開かれたサ高住として、地域の多世代が交流する場やイベント、保育所、高齢者が参加できる運動教室、サロンなどの開催を行うことで、地域包括ケアシステムが求める互助の場ともなります。一方、この取り組みは一部のサ高住のみで、自立維持への効果、多世代・高齢者間の交流が人々の精神面や生きがいに及ぼす効果、地域や他施設への波及効果は明らかになっていません。地縁や地域の括りとは関係なく、「場」をきっかけに開始する交流と縁（関係縁）の効果や継続性、拠点形成の実質的貢献の評価についても検討していきたいと考えています。地域・在宅看護は、対人サービスだけでなく、日々の健康と生活の資源や制度をどう変えるか？を QOL との関連の中で考える役割もあると思っています。

社会制度の変化、家族形態の変化とともに、老後の生活、生活の場の選択肢が増え、本人の価値観や置かれる環境を優先した生活を選ぶことに、違和感をもつ必要はなくなっています。人生100年時代を迎えた今、医療、介護サービスの在り方は変わり、選べるサービスも増え、住まいの選択も広がっています。住まいの連続体の要素であるサ高住は、その一例であり、他たくさんの情報やサービスから、何が必要かを考えなければなりません。時には、自身の価値観が揺さぶられるかもしれません。私は、生活をする人々のニーズに向き合う研究を続け、体制構築やその人が望む生活の選択に生かせるエビデンスを発信し続けたいと考えています。

引用文献

1) 朝日デジタル(2020/9/20).

2) 塚崎恵子，城戸照彦，髙倉（須永）恭子ほか：在宅介護における家族介護者の血圧と心拍数の日内変動，夜間の介護に焦点をおいて．金沢大学つるま保健学会誌 26(1): 119-125, 2002.

3) 髙倉（須永）恭子，田村須賀子：訪問看護師が捉える看取りの課題とその背景に関する検討．日本ホスピス・在宅ケア研究会誌 22(1): 21-30, 2014.

4) 髙倉（須永）恭子，田村須賀子，関根道和：老老介護における介護者の生きがいへとつなげる訪問看護師の支援について．日本ホスピス・在宅ケア研究会誌 22(3): 318-324, 2014.

5) 内閣府：令和元年度高齢者白書

6) 一般社団法人 高齢者住宅協会：サービス付き高齢者向け住宅情報提供システム

7) 髙倉（須永）恭子：サービス付き高齢者住宅における「住まい」としての実態と機能に関する検討 -居宅サービス提供者からの実態把握と考察- 公益財団法人 在宅医療助成　勇美記念財 2014.

8) 髙倉恭子：サービス付き高齢者向け住宅が提供するサービス内容から考察する生活支援のあり方 20回日本看護医療学会学術集会．2018.

9) サービス付き高齢者向け住宅における医療ケア提供の実態と提供に関わる体制構築に関する検討　21回日本看護医療学会学術集会 2020.

第6節　エンドオブライフを生きる人々の
意思決定を支える看護援助

富山大学学術研究部　成人看護学１講座　教授　八塚美樹

　2002 年、WHO は緩和ケアについて「生命を脅かす疾患による問題に直面している患者とその家族に対して、痛みやその他の身体的問題、心理社会的問題、スピリチュアルな問題を早期に発見し、的確なアセスメントと対処をおこなうことによって、苦しみを予防し、和らげることで、クオリティ・オブ・ライフを改善するアプローチである」と変更した。その重要な変更点は、緩和ケアの対象者をこれまでの末期がん患者に限定せずに、心臓病や脳卒中、神経性難病など生命にかかわる病者に拡大したこと、従来の看取りの医療から、身体や心のつらさに焦点をあてたこと、苦しみの予防という側面が加わったことである。また近年の高齢者の増加や自宅で看取られることのニーズの増加によって、従来のがんを中心とした疾患に対する苦痛・症状のマネジメントだけでなく、疾患いかんによらず、また生命を脅かす疾患だけでなく老いや虚弱などにも提供されるように、エンドオブライフ・ケアという概念に拡大することが大切になってきた。エンドオブライフ・ケアは、医学的に生命予後を数値化して決定される終末期の定義とは異なり、本人の視点から最終段階を捉えるところにその特徴がある。私は、壮年期から老年期を対象とした心血管疾患、糖尿病疾患、腎疾患、がんなどの慢性疾患を有して生活する人々への有用な看護援助を開発するための研究活動をおこなっている。以下にその概要を述べる。

1．意思決定を支えるためのコミュニケーションツール

　コミュニケーションツールとして、聞き書きを活用することである。聞き書きとは、「話者の話を聞いて、それをその人になりきって、話者の語り言葉で書き、後世に残すこと」であり、ここ数年、医療・看護・介護に分野で大きく拡充してきた。その最大の特徴は、「話者の語り言葉で書くこと」にある。

　慢性疾患を患い生活する壮年期から老年期の人々は、加齢に伴う生理的変化、病状の

進行に伴い著しい身体状況の変化や現実的な“死”との直面、社会的役割や経済的状況の変化、家族や仲間からの孤立感や疎外感などの喪失体験を経験する。そのような心理社会的影響を受けながらも、人生の最期まで自分らしい生活を続けることを望んでいる。その人々は、日常の中でそれほど意識することはなくても、一人ひとりそれぞれの意向や価値観を反映させて、個別で多様な人生を語りながら作りながら生活をしている。そこで2016年、富山市で一般住民52名を対象に聞き書き講座を開催し、その結果を分析した。語り手は、聞き手の祖父母、父母、親戚等の人々がほとんどであったにも関わらず、語り手の話は「初めて聞く話であり、身近な人であっても、その経験について知らないということがわかった」と述べられていた。このことは、「聞き書き」が、聞き手の聞きたい話を聞く、いわゆる「聞き取り」と違い、話者の話したい話を聞くことが特徴であり、「あなたの経験について、私は何も知らないので教えてほしい」という無知の姿勢（態度）によって、共感的受容的に聞くことができることが示唆された。一方、「話者が話したいことを聞くための発問が難しい」「話者の語り言葉で書くことが難しい」という課題が示された。その課題をうけて、翌年から、誰もが比較的容易に語ることができるであろう「思い出の母の味」「子供のころの思い出」などにテーマを決め、その内容について7分間聞くという「7ミニッツ聞き書き」ワークを取り入れた。二人ペアになり、語り手と聞き手を決め、7分間話者の話を集中的に聞くのである。聞き手は、テーマで決められた話に耳を傾け、その話が盛り上がるように傾聴し、相槌をうち、また質問をしたりする。その結果、食に関わる身近なテーマは話者にとっては語りやすく、聞き手にとっても「話者の立場にたつ」ことが具体的にイメージしやすいため、受容的共感的に聞くことができ、その話題を発展させる発問がしやすいことが示唆された。また、「7ミニッツ聞き書き」ワークシートを活用したことによって、聞いたことを書き記すことを目的として聞くことに集中することができたこと、その場に話者がいることでさらに詳細に質問をすることができた。さらにワークでは、その話者が語った話を音読することで深い解釈ができるようになった。

　厚生労働省は2018年、「人生の最終段階における医療・ケアの決定プロセスに関するガイドライン」のなかで、アドバンス・ケア・プランニングの推進をはじめた。慢性疾患を有して生活する人々と家族が、生物学的な状態と生命予後に関する医師の医学的判

断をもとにして人生の最終段階（エンドオブライフ）とみなした時、自分の意向に沿った、自分らしい生活が実現し、最期まで尊厳をもって人生を全うすることができるように支援することが目標である。慢性疾患を有して生活する人々とその家族が最善の医療・ケアを受けるためには、その人の意向や価値観を反映した人生の物語りを聞き、コミュニケーションツールとして丁寧な「聞き書き」を繰り返していくことで、治療の目標やその人の価値観や考え方、思想、信条などに焦点をおいた意思決定を支える看護援助が可能であることが示唆される。

２．意思決定を支えるための対象把握：外来通院患者のニーズ

　壮年期から老年期を対象とした心血管疾患、糖尿病疾患、腎疾患、がんなどの慢性疾患を有して生活する人々は、長期的な経過、予後・治療効果は不確実で、障害も重複しうる中で、病状の経過、治療の変更、生活環境の変化、自己概念の変化など、確立したセルフケアを揺るがす「病みの軌跡の局面（徴候や症状がみられた時、病名をつげられた時、入院した時、はじめて治療が開始された時、病状が悪化した時、合併症が出現した時など）」がある。

　エンドオブライフ、すなわち人生の最終段階が近いと判断した、外来通院中の中年期乳がん患者が抱える苦痛を明らかにした。中年期女性は、加齢による体力の低下、性機能の低下に引き続いておこる閉経、子供は親を離れ、老親の介護や親の死などの喪失を体験するなかで、病いに伴う心身の変化や役割の喪失が予想される。この時期は疾病の脅威に対する対処と、治療経過を生活に組み込み、必要なセルフケアを確立してくことが課題である。彼女たちは、再発症状と類似する副作用症状に、いつか訪れる死がいつも頭から離れない苦痛を体験していた。職場や旅行などでおしゃれが楽しめないなど女性らしさの喪失に苦しみ、他者との身体的な違いを意識するが、そのつらい気持ちを誰にも吐露できないでいた。また、いつ出現するかわからない、コントロールできない副作用症状を抱え、日常生活にも支障をきたしていた。

　また、造血器腫瘍の病いをもち外来通院中の人々が抱える気がかりについて明らかにした。疾患と治療による先行きが不透明なこと、原疾患による症状に加え、化学療法による副作用症状が存在し続けていて、日常生活に困っていること、体力や筋力が低下し

ていること、昔のように趣味が楽しめないことが抽出された。

　これらの研究の研究協力者、すなわち慢性疾患を有して生活する人々は、根拠に基づいて治療を行えば、生命を救い生存期間を延ばすことができ、生物学的な状態と生命予後から判断して終末期とは判断しがたい人々である。しかしながら、協力者は、いずれも意識の程度は明らかではないが、死を意識して外来治療を続けている人々であった。そして、その人々の苦痛や気がかりは、個人の価値や信条を揺るがし、これまでの生活をつつがなく暮らすことが脅かされていることが示唆された。

3．療養先の選択に関する意思決定を支える看護援助

　治療の進歩により、がんと共に生きる期間が延長し、平均在院人数が短縮し、通院治療や在宅療養が拡大している。人生の最終段階における医療に関する意識調査で、一般国民の8割ができる限り自宅で最期を迎えたいと希望しているにも関わらず、病状の進行に伴う身体症状とADLの悪化や家族の療養場所選択に関わる意思決定プロセスが困難であることなどにより、その実現には多くの課題が掲げられている。

　そこで、がんとともに生きた人生の最終段階（エンドオブライフ）において、もっともコアとなる療養先の選択と調整に関する看護援助について、検討した。その家族は、長年の関係性から両者の思いにずれがあることは当たり前であると捉え、その姿をありのままに認めること、最期の過ごし方を考えることに踏み出せず、避けられない死と向き合うことに躊躇していると捉えた。療養先の選択に関する看護援助は、患者本人と家族、そして看護師の三者が自然体で話すことができる環境をつくること、死が迫っている現実を認め、死を迎える準備をしながら生きることを支えること、これまで培ってきた本人と家族の力を取り戻せるように働きかけ、これまでの生きかたと今後の意向をくみ取り、合意できる療養方法を導くことが抽出された。死と向き合うことができていない過去に関心を向け、家族関係を探り、在宅療養へ導くことで、エンドオブライフを支える看護援助の意義が示唆された。

参考文献

1）八塚美樹：高齢者が元気に生活を続けられる地域包括ケアのモデル構築　平成26年度文部科学

省大学シーズ・ニーズ創出強化支援事業 (COI ビジョン対話プログラム) 報告書別冊. 3-64, 2015.

2) 松原直美, 安東則子, 八塚美樹 :「聞き書き」活動による高齢がん患者の生き方に及ぼす変化と看護実践への可能性を探る. 第 45 回日本看護学会論文集看護管理, 335 - 338, 2015.

3) 八塚美樹 : がん看護に携わる看護職の対話能力獲得のために「聞き書き」実践の教育的効果に関する研究. 安田記念医学財団癌研究助成成果報告集 14 : 114 - 117, 2016.

4) 八塚美樹 : いのちと暮らしに寄り添うやさしいまちづくり　地域に残る昔懐かしい味をテーマとしたグループ聞き書き法を用いての検証　公益財団法人在宅医療助成有美記念財団 2017 年度 (前期) 一般公募在宅医療研究助成への助成報告書. 2017.

5) 八塚美樹 : いのちと暮らしに寄り添うやさしいまちづくり-あいだをみつめて-　公益財団法人在宅医療助成有美記念財団 2017 年度 (前期) 一般公募在宅医療研究助成への助成報告書別冊. 2017.

6) 加藤麻衣, 北谷幸寛, 八塚美樹 : 初期医療を受ける造血器腫瘍患者の在宅療養における気がかり. 富山大学看護学会誌 18(1) : 1-10, 2019.

第5章　そして、「いのち」をつなぎたい・・・

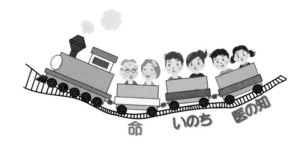

命　　いのち　医の知

第 1 節　思春期の課題と性のリテラシーについて

富山大学学術研究部　母性看護学講座　准教授　笹野京子

　思春期の十代の若者は、体の変化に伴い、様々な課題や問題を抱えることが多い。健やか親子21（2次）[1]においても基盤課題 B 学童・思春期から成人期に向けた保健対策として十代のメンタルヘルスケア（自殺率の減少）、十代の性に関する課題（性感染症・十代の中絶件数の減少）などが挙げられており、国策として取り組む課題となっている。

　現代は、情報化社会であり健康に関わる様々な情報に若者自身が触れ、行動を選択し始める時期にあたる。この時期に正しい知識を身につけ、自身の心身の健康に関心を持つことは、適切な行動をとることに繋がり、個人の生涯にわたる健康にもつながる。しかしながら、この時期の性に関する情報[2]は友人・先輩、インターネットなどが多く科学的な根拠に基づかない情報や事実とは異なる情報に振り回されていることが多い。また、十代の若者の自殺の原因・動機[3]は、1 位「学校の問題」が最も多く 4 位「男女問題」となっており、十代特有の人間関係・性に関する悩みが多いと報告されている。これらの問題は、我々のような思春期保健に関わるものにとって次世代を担う若者を守る重要な課題ともいえる。そこで本稿では、富山大学でこれらの問題に思春期ピアカウンセリングを用いて実践しているリテラシーについて述べたい。

1.　思春期の課題

　思春期は、子どもから大人への移行期であり、身体的には第二次性徴の発現により性ホルモンが分泌され性的成熟することにより生殖能力を持つようになる。また、その身体的変化は生殖器だけでなく外見的にも性差が生じ性欲や性衝動、異性への関心の高まりも生じる。一方、心理的にも家族や教師よりも友人との関係を大切にするような変化[5]をもたらすとともに、"自分とはいったい何者なのか"という自我にめざめると共に自己顕示欲あるいは劣等感が強くなり、精神的動揺が激しくなる時期でもある。

　これらのことから、自分は何を求めて生きようとしているのかという自分自身を見出

す「アイデンティティの確立」[4] という課題がある。また、自分自身の「性」を受容し、自分自身を大切にしながら、他者にも迷惑や傷つけたりしないというモラルや社会の秩序やルールに反しないという原則に基づき、性についても自身の態度や行動を主体的に選択できる自己決定能力を身につけていくという課題がある。

2．思春期の若者の性

　現代の十代の若者の性についての全国規模の調査は、中学生・高校生・大学生を対象に 1974 年から 6 年ごとに調査が実施され、最新版（2017 年）[5] では、全体的な性行動の消極化が進み、性行動の経験率および人工妊娠中絶率は、1995 年頃より急増し 2000 年頃をピーク代の最も性行動が活発であった時期を通り越して 30 年前の水準まで低下してきた。その反面、2000 年代生まれの特に女子において 10 代前半における性行動の経験率が高まってきていると同時に、それ以前の世代と比べてデート、キス、性交経験の女子先行の状況が際立っている[5] ことが報告されている。

3．思春期の性教育と思春期ピアエデュケーションとピアカウンセリング

　2000 年頃をピークとする性行動の活発化による妊娠人工中絶や性感染症の上昇は社会問題となり、「健やか親子 21」[6] で「思春期保健対策の強化と健康教育の推進」が挙げられ、それまでの学校で行われていた性教育（保健の授業や外部講師による講義形式）からの質的変換をはかる必要があることが示された。その思春期保健の方針として、同世代の仲間による相談活動が推奨され始めた[7]。この同世代の仲間による相談活動であるピアカウンセリングは、欧米ですでに 1970 年代から行われており、日本には松本が紹介し 1991 年より自治医科大学が主体となり同世代による性教育活動が始まった。その後 2002 年に厚生労働省科学研究「ピアカウンセリング・ピアエデュケーションマニュアル作成と効果的普及に関する研究[8]」性に関する思春期保健教育のためのマニュアル開発と教材作成に関する研究[9]」による研究が開始され、成果として思春期ピアカウンセラー（以後、ピアカウンセラー）の支援システムが確立された。この支援システムには、ピアカウンセラー養成者（ピアカウンセラーを養成する者）、ピアカウンセリング・コーディネーター（調整者）の養成プログラムも含まれる。これにより全国で北は北海

道から西は沖縄まで 23 か所で、ピアカウンセラーの養成を行っており、本学においては、筆者を含め 2 名の養成者が毎年、本学の大学生を対象に思春期ピアカウンセラーを養成している。

このピアカウンセラー養成に用いられているプログラムに用いているピアカウンセリングの理論・スキルおよび展開例は、スタンフォード大学で展開されているピアカウンセリング・システムに準拠し作成[10]されている。具体的には親でもなく、教師でもない、同世代を生きる価値観を共感・共有する仲間（ピア）がピアカウンセリング手法を用いて行う性の健康教育・仲間教育（ピアエデュケーション）を行うことを目的に、大学生をピアカウンセラーとして教育して高校生などにピアエデュケーションを実践していくことである。ピアエデュケーションが目標とするところは、思春期の若者の自尊感情の向上と性に対する自己決定能力を育むことであり、ヘルスプロモーションの理念に基づき、認知行動療法的アプローチを取り入れ実施するものである。そのため、ピアカウンセラー養成講座では、大学生などを対象にし、前期 4 日間（30 時間）で、①ピアカウンセリングに関する知識とスキル 10 時間、②セクシャリティに関する知識　10 時間、③ピアカウンセリングの演習　10 時間の講義・演習で構成されている。その後高等学校等で活動を実践した上で、後期 2 日間（15 時間）のフォローアップの講義・演習で構成されているプログラムとなっており、これにより思春期ピアカウンセラー（以後、ピアカウンセラー）と認定される。このピアカウンセラーとともに中学校、高等学校、専門学校の要望に応じ教育プログラムを作成して活動を行っている。

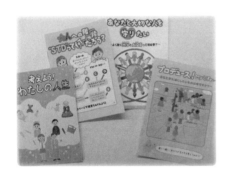

図 1 左：作成したミニブック[11]

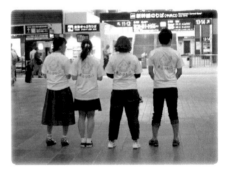

図 1 右：富山駅構内でおこなったピアカフェ[11]

4．本学における性教育（ピアカウンセリング・ピアエデュケーション活動）

　本学においては、2014 年より上記の方法で本学大学生を対象としピアカウンセラーを養成し始め、2015 年度からは富山県の委託事業として展開し、初年度より 150 人以上のピアカウンセラーを輩出してきた [11-15]。これまでの活動では、様々なミニブックを作成し、リテラシー活動の一環としてきた。1 校の中学校での性教育授業（ピアエデュケーション）、4 校の高等学校での性教育授業（ピアエデュケーション）、1 校の専門学校での性教育授業、3 校の高等学校での相談活動（ピアカフェ）、2 校の大学（4 キャンパス）での相談活動（ピアカフェ）、駅構内 1 か所、商業施設 3 か所などでの相談活動（ピアカフェ）を実施してきた。

（1）中学校・高等学校でのピアエデュケーションでの効果

　思春期ピアエデュケーションによる受ける側である生徒への効果は、これまで多く報告されている [16-18]。また、本学行っている中学、高校および専門学校などで性教育の授業として活動についても学会で発表してきた [19-20]。高校 1 年生を対象に行った例では、「自分を大切にするように、相手も大切にすることができ、相手と対等な関係を築くことの重要性を理解できる」を目標とし 110 分間のピアエデュケーション活動をピアカウンセラー（大学生）28 名で行った。内容 SNS 上でのコミュニケーション、男女交際、

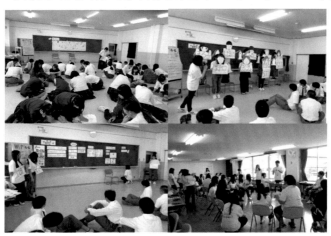

図2：ピアエデュケーション活動の様子 [15]

デート DV の内容を実践した。また、別の高校では、高校 3 年を対象に「過去、現在、未来の自分について改めて見つめることで、自分を大切に思うことと同様に、周りの友人にも大切な存在であると思うことができる。また望んだ時に幸せな妊娠をするために

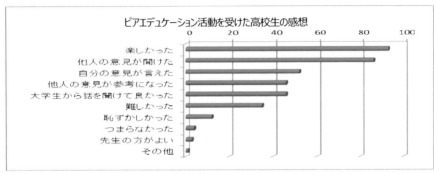

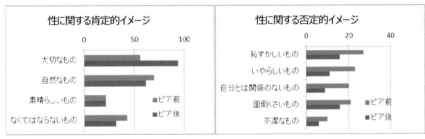

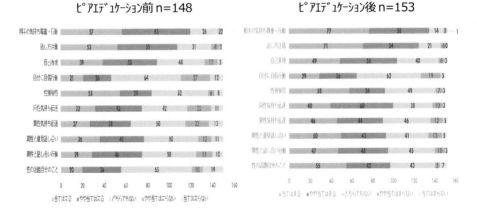

図3：ピアエデュケーション活動の結果 15)

避妊・性感染症を自分のこととして考えることができる」を目標とし、①ライフライン（生まれてから死ぬまで（未来）の幸福度を描く）、②主体的な生き方のための妊娠、避妊、③性のネットワーク、④性感染症を 90 分で実践してきた。その他にも学校の要望に応じ、コンドームスキルなども導入してきた。ピアエデュケーション前後の比較では、「自分の周りの人の気持ちを尊重しながら行動しようとしている（p＜0.05）」「自分の周りの人と話す時、話し方や言葉に気をつけようとしている（p＜0.05）」「自分に自信をもって行動できる（p＜0.05）」「同性の言動に対して嫌だと感じた時は、はっきり自分の気持ちを伝えられる（p＜0.001）」「異性の言動に対して嫌だと感じた時は、はっきり自分の気持ちを伝えられる（p＜0.001）」「異性と意見が違った時、話合うことができる（p＜0.05）」「異性と 2 人で話し合ったことを、一緒に行動に移すことができる（p＜0.01）」「性を自分の事としてとらえることができる（p＜0.001）」がピアエデュケーション受講後に有意に高くなったことから、同性・異性、友人などとのコミュニケーションに対する配慮や自分の嫌な事を相手に伝える事の大切さだということについての理解が進んだものと考えられる。反面、「自分の性別に生まれてきてよかったと思う」については、1 度のピアエデュケーションでは変化がみられなかった。

　また、自由回答の感想では、①学ぶ環境について（説明が分かりやすくて学びやすい環境だった。想像していたよりもとっても楽しい空間だった。みんな参加型だったから意見も言いやすくて話も聞きやすかった。）、②内容の理解について（きちんと理解することができた。大学生がとてもやさしかったのでスムーズに話せた。インターネットよりも確実に安全な情報を聞けて参加してよかった。正しい方法等が知れてよかった。どれも妙にリアリティがあって怖かった。普段から自分自身避けてきたことだから改めて考え直せた。恥ずかしがらなくていいんだと思った。自分の中にだけ知識をとどめておかず、自分の大切な人や他の人にもその知識を共有することが大切だと感じた。質問にしっかり答えてもらえて、いろいろ学べた。）、③自分のこととして考える（自分には関係ないという理由で全然知ろうとしなかったので、今回のこの授業で知れてよかった。知らないことばかりだが、自分に関係してくることかもしれないので覚えておこうと思った。）などがあった。一方で、面倒くさいと思った。内向的な自分にとって、みんなと話し合ったりするのは少し厳しかった、という意見も聞かれた。

（2）ピアカウンセラーへの効果

　当大学では大学生を対象にピアカウンセラー養成している。前述のようにその効果は、高等学校・中学校に出向きピアエデュケーションを実施することにより高校生、中学生に効果をもたらしているが、それは受ける側だけでなく、ピアカウンセリング・ピアエデュケーションをする側の大学生効果はもたらすという報告は多い[21-24]。ピア・カウンセリングで学んだスキルを日常の中で生かすことができ、人とのコミュニケーションに自信を持つことができ、多様な価値観について身をもって知ることできる。また、活動で得たこととして「性についての知識の深まり・考え方の変化」「相談能力の向上」「視野の拡大」「仲間の大切さ」「自己の見つめなおし」「自己肯定感の高まり」が挙げている。本学学生においても同様の結果が得られている[15]。本学の学生の活動後の調査[11-15]からも同様の内容が出ている。これらの事から、ピアカウンセラーとして活動する学生は、単にエデュケーションを実践するだけでなく、活動することにより自らの身をもって多くの恩恵を得ることができている。

（3）思春期ピアカウンセリング・コーディネーター研修会

　ピアカウンセリングを実施するためには、①ピアカウンセラー（大学生）、②ピアカウンセラーを養成する養成者（我々研修を受けた教員）、③ピアカウンセリング活動参加者（中学生・高校生）、④ピアカウンセリングの場（中学・高等学校）の開拓が必要になる。これらをすべて養成者や、一つの機関で対応することは難しい[21]。そのためピ

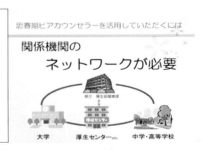

図4：ピアエデュケーション活動のプログラムとネットワーク[13]

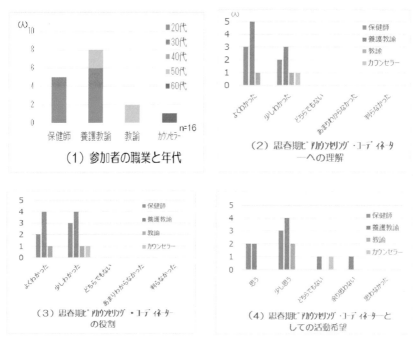

図5：研修会に参加した保健師・養護教諭などのアンケート結果 [13]

アカウンセリング活動を円滑に実践するためには、ピアカウンセラー（大学生）、ピア
カウンセラー養成者（我々教員）だけでなく、思春期ピアカウンセリング・コーディネー
ターの役割が重要である。そこで本学においても思春期ピアカウンセリング・コーディ
ネーター研修会を開催している [11-13, 25,26]。

5．まとめ

思春期は、多感な年代であり、かつ様々な悩み、不安、好奇心などが入り混じり、こ
の年代の若者には色々な問題が生じやすい。そのため、ピアカウンセリング活動（ピア
カウンセリング・ピアエデュケーション活動、ピアカフェ）においても、時代背景、学
校の特色、それぞれの学年（中学・高校1～3年、専門学校生）によっても求められる
ものは異なる。そのため同世代を生きる学生の感覚を大切にし、仲間教育を作成してい

く必要がある。そして、今後も次世代を担う若者が自身の正しい知識をもち主体的に性の自己決定ができることを目指すとともに、この教育の長期的効果の検証および経年的介入プログラムの開発が性教育のリテラシーにつながると考えている。

引用文献

1) 厚生労働省・健やか親子21推進協議会：健やか親子21（2次）未来を担う子供たちが健やかに育つ社会をみんなで力を合わせてつくりましょう.
   https://www.mhlw.go.jp/file/06-Seisakujouhou-11900000-Koyoukintoujidoukateikyoku/0000067539. pdf
   （閲覧日 2020/11/05）

2) 一般財団法人日本児童教育振興財団内　日本性教育協会：青少年の性行動（我が国の中学校・高校生・大学生に関する第8回調査報告. 一般財団法人日本児童教育振興財団内　日本性教育協会 2018.

3) 厚生労働省：第3節　若者層の自殺をめぐる状況　自殺対策の基本的な枠組みと若者の自殺対策の取組. https://www.mhlw.go.jp/wp/hakusyo/jisatsu/19/dl/2-3. pdf（閲覧日 2020/11/05）

4) E.H.エリクソン，西平　直他：アイデンティティとライフサイクル. 東京，誠信書房，2011.

5) 林雄亮：第1章　変化する性行動の発達プロセスと青少年層の分極化. 一般財団法人　日本児童教育振興財団内性教育協会編「若者の性」白書第8回青少年の性行動全国調査報告. 東京，小学館、2019.

6) 厚生労働省：「健やか親子21」の推進について.
   https://www.mhlw.go.jp/seisakunitsuite/bunya/kodomo/kodomo_kosodate/boshi-hoken/sukoyaka-01.html
   （閲覧日 2020/11/05）

7) 高村寿子：性の自己決定能力を育てるピアカウンセリング. 東京，小学館，1999.

8) 高村寿子編著：ピアカウンセリング・ピアエデュケーションのマニュアル作成と効果的普及に関する研究. 平成14・15年度厚生労働科学研究報告書，2004.

9) 高村寿子編著：性に関する思春期保健教育のためのマニュアル開発と教材作成に関する研究. 平成16年度厚生労働科学研究報告書，2005.

10) 高村寿子：思春期の性の健康を支えるピアカウンセリング・ピアエデュケーションの現状. 財団法人日本性教育協会　現代性教育研究ジャーナル 3：1-5，2011.

11) 笹野京子（代表）：富山県委託事業　マイライフ満足度向上委員養成講座事業（平成27年度報告書）. 2016.

12) 笹野京子（代表）：富山県委託事業　思春期ピアカウンセラー養成講座事業（平成28年度報告

書）．2017

13）笹野京子（代表）：富山県委託事業　思春期ピアカウンセラー養成講座事業（平成 29 年度報告書）．2018

14）笹野京子（代表）：富山県委託事業　思春期ピアカウンセラー養成講座事業（平成 30 年度報告書）．2019

15）笹野京子（代表）：富山県委託事業　思春期ピアカウンセラー養成講座事業（令和元年度報告書）．2020

16）安達久美子，高田昌代，西沢由季ほか：ピアエデュケーションを用いた性教育に対する高校生の受け止め方．神戸市立看護大学紀要 10：33-42，2006

17）前田ひとみ，高村寿子，渡辺至ほか：高校生を対象とした大学生による思春期ピアカウンセリングの評価．南九州看護研究誌 1：11-18，2007.

18）田中百合子，松川泰子，徳重あつ子：看護学生が行った大学生へのエイズ啓発活動におけるピアエデュケーションの効果．明治国際医療学誌 10：15-18，2014.

19）齊藤佳余子，笹野京子，長谷川ともみ：思春期の性の健康を支えるピアエデュケーション活動．富山県母性衛生学会 17，2017.

20）齊藤佳余子，笹野京子，二川香里ほか：高校生を対象とした性に関するピアエデュケーションの実践報告．母性衛生 58(2)：254，2017.

21）栗田芳江，池田裕子，杉原喜代美ほか：看護学生の思春期ピアカウンセリング・ピアエデュケーション活動を通した学びと自己の変化—グループインタビューの分析．高崎健康福祉大学紀要 5：51-66，2007.

22）渡辺純一：ピアサポート活動が実践する若者の成長に関する研究〜思春期保健領域に焦点を当てて〜．27(1)：115-126，2009.

23）暖　素代：ピアピアサポーターの成長過程の特徴と育成支援者の役割．13(2)：113-118，2011.

24）畠山美怜，笹野京子，長谷川ともみ：ピアカウンセリング・ピアエデュケーション活動がピアカウンセラーに及ぼす影響についての文献研究．富山大学看護学会誌 17(1)：39-48，2017.

25）齊藤佳余子，笹野京子，松井弘美ほか：思春期ピアカウンセリング・コーディネーター研修会の実践報告．日本助産学会誌 29(3)：554，2016.

26）齊藤佳余子，岡本麻代，永山くに子：高等学校における性に関する教育の検討　教育機関・行政・大学の連携を中心に．母性衛生 53(3)：269，2012.

第2節　不育症女性の妊娠期に寄り添う

富山大学学術研究部　母性看護学講座　准教授　二川香里

　不育症とは、「妊娠はするが流・死産をくり返し、生児が得られない状態」をいう。不育症のリスク因子には、子宮形態異常、甲状腺異常、染色体異常、抗リン脂質抗体陽性などの免疫学的異常、血液凝固因子異常がある。しかし、偶発的に流産を繰り返している症例やリスク因子が不明の症例も多数ある。2008 年に厚生労働科学研究「不育症治療に関する再評価と新たなる開発に関する研究」[1]が立ち上がり、不育症のスクリーニング法やその管理について提言があった。また報告書では、不育症は 4.2%の頻度であり、患者数は 140 万人と推定されている。適切な治療を受けることで、不育症女性の85%が子どもを持つことができるという結果が報告されたが、国内で専門的な治療を実施している医療機関は十分とは言えず、希望する検査や治療を受けることができない不育症女性が多数いることが容易に想像できる。

　不育症女性は、妊娠したとしても流産・死産という恐怖や不安を抱えながら妊娠期を過ごすことになる。本稿では、不育症と診断され、不育症治療を受けながら妊娠を継続する女性と家族に焦点をあて、不育症女性の妊娠期における看護について考察したい。

1．不育症女性に関するこれまでの研究

　医学的なリスク因子の解明や治療法の確立が進む一方、不育症女性の心理に関する先行研究では、（1）不育症女性には抑うつや不安障害が多いこと、（2）カップル間では男女差があり女性の方が抑うつや不安が強いこと、（3）原因不明の不育症女性に対して妊娠初期に精神的援助や支持的援助、いわゆる Tender Loving Care（後述）を行うことで妊娠予後が良好になることが明らかにされている。

（1）不育症女性には抑うつや不安障害が多い

　非妊娠時の不育症女性を対象とした抑うつ調査では 33.0% がうつ状態 [2]、また不育症女性の 15.4% に臨床的に問題となる抑うつや不安障害が存在する [3]ことなどが明ら

かにされている。子どもが欲しいと望み、妊娠を待っていた女性にとっての妊娠は、喜びに満ちた瞬間であると考える。これからの妊娠経過について不安もあったり、妊娠初期特有のつわりや倦怠感などの身体的症状が辛かったりするであろうが、待ち望んだ児を胎内に宿しているという経験は、嬉しさやこれからの新しい家族への期待に溢れていることが多い。女性にとっての流産・死産とは、その喜びや嬉しさを抱えた日常の崩落であると考えて欲しい。流産は、性器出血や下腹部痛を発端として自覚する場合もあれば、定期妊婦健診で胎児心音が停止していることを告げられて初めて流産を知る場合もある。いずれにせよ、女性にとっては予期せず突然起こる日常の崩落なのである。そのような経験を1回ならずとも複数回経験する不育症女性が精神的にダメージを負い、抑うつ状態や不安障害になりやすいということは容易に想像できるのではないだろうか。

（2）カップル間では男女差があり女性の方が抑うつや不安が強い

　不育症女性とそのパートナーを対象とした研究では、男女間で流産・死産経験の受け止めが異なり、女性の方が抑うつや不安が強いことが報告されている [4), 5)]。妊娠を契機に親役割を獲得し始めるのは女性の方が圧倒的に早く、男性の方が遅い。女性の方が、妊娠判明時から徐々に母親へと変化していくことから、流産・死産そのものを経験する女性の方が抑うつや不安が強くなるのであろう。男性も流産・死産による衝撃は受けているであろうが、男女差があることから、流産・死産を経験したカップルは、経験していないカップルよりも離婚率が高い [6)] と言われている。その背景には、精神的ダメージに男女差があることでお互いに気を遣い、素直に感情の表出ができなかったり、お互いの受け止め方の違いや差に不満を抱いていたりすることが考えられる。

（3）原因不明の不育症女性に対して妊娠初期に精神的援助や支持的援助、いわゆる
　　 Tender Loving Care を行うことで妊娠予後が良好になる

　日本産婦人科学会が発行する産婦人科診療ガイドライン [7)] では、原因不明の反復・習慣流産後の次回妊娠中に Tender Loving Care（TLC: 優しさに包まれるような精神的ケア）を勧めており、そのような支援を受けることで妊娠予後が改善されると報告している先行研究もある [1,8,9)]。TLC の具体的な援助方法については、「不育症カップルへの TLC 実践の手引き」として web 上で動画が公開されているので、興味がある方はぜひ参照して頂きたい（http://fuiku.jp/douga/index.html）。

2．不育症女性の妊娠初期における経験の本質

　不育症女性にとっての流産・死産経験後の妊娠は、喜びに満ちたものだけではない。これまでの流産・死産を想起させ、再び同じことが起きるのではないかという不安や恐怖を伴うものである。不育症女性が、妊娠を希望しながら不育症治療を受け、新たな妊娠判明を産婦人科外来で診断された時に、恐怖で涙したというケースも臨床医から聞いたことがある。不育症女性にとって、それほど妊娠は待ち遠しいものであると同時に、喜びよりも恐怖を強く感じることなのである。

　筆者は、不育症女性が妊娠した時には、比較的健常な妊婦とは異なる看護が必要ではないかと考え、妊娠時の不育症女性についての理解を深めるために、不育症治療を受けながら妊娠を継続する女性たち 14 名にインタビューを行い、妊娠初期にどのような経験をしているかを明らかにした [10]。研究デザインは現象学的アプローチを用いた質的記述的研究とした。現象学は、人間の「体験世界」の基礎的な構造を探求するための方法である。その体験について、それを自然科学や社会学のように外側から説明するのではなく、当事者がそれをどのように体験しているかを内側から考察しようとする姿勢を持つ。澤田 [11] は、現象学について、「患者が、外部の世界や他者を、現実にどのように知覚し、認識しているかを重点的に分析する。こうした学問的な性格により、現象学は病的現象の分析に極めて適した方法なのである。」と述べている。また Merleau-Ponty の病的現象へのアプローチとして「患者の行動を健常な生活の逸脱と考察することを避け、それに固有の行動の構造を抽出しようとした。この試みにより、彼は、患者の行動が、健常な生活の逸脱であるどころか、健常な生活に反省を促す材料となることを指摘した。」と説明している。このようなアプローチから、不育症妊婦の経験の本質を探ることで対象の理解が深まると考え、本研究の理論的 perspective として Merleau-Ponty の現象学を選択した。その結果、不育症妊婦の妊娠初期における経験の本質として、《不安のループから抜け出せず、もがく》《常に流産を想定し、心の準備をする》《妊娠継続が難しく、心が弱くなることから自分を責める》《診察は審判が下る瞬間であり、極度に緊張する》《妊娠・切迫流産兆候に意識が集中し、身体の変化に敏感になる》《過去の流産週数を越えると安心できる》《夫と不安を共有する》《児への愛着が芽生え、生命に

感動する》が抽出された。

　分析により得られた経験の本質から、不育症妊婦の妊娠初期における経験構造を考案した（図1）。彼女らの日常生活の根底には、常に流産に対する不安があり、《不安のループから抜け出せず、もがく》という本質がある。不安から解放されたいと思いながらも、それに反して妊娠経過にばかり気持ちが向き、更に不安に陥ることになる。その不安から、《常に流産を想定し、心の準備をする》《妊娠継続が難しく、心が弱くなることから自分を責める》《妊娠・切迫流産兆候に意識が集中し、身体の変化に敏感になる》が惹起される。妊娠週数を経る中では、《診察は審判が下る瞬間であり、極度に緊張する》《過去の流産週数を越えると安心できる》がトピック的に出現する。妊娠初期は不安が強いが、《夫と不安を共有する》《児への愛着が芽生え、生命に感動する》という本質が妊婦を支え、胎児を含めた新しい家族を形成している。

　インタビューの中で印象的だった不育症女性の語りを紹介する。Aさんはトイレに行くたびに流産兆候としての性器出血があるのではないかと心配し、「毎回トイレは緊張してますね。その症状が、腹痛が無くても、今でもトイレに行って下着を下す瞬間はもう、本当に大丈夫かなって。やっぱりおりものも増えるじゃないですか。だからやっぱちょっと湿っぽいかな、常におりものシートあててるんですけど、なんか湿っぽいんじゃないかなって感覚の時にもやっぱ、つかまっとってな、しがみついとってなって、もう赤ちゃんに願いながら下着をおろして」と祈っていたことを語った。また、Bさんは「本当に常に心の片隅になんか次（健診に）行った時にダメって言われるかもしれないっていうのがあるし、本当もう大袈裟っていうか、大袈裟にしたくない。手放しで喜べないから慎重に、慎重にもうどこか心の片隅に最悪なことを置きつつだから。本当に親にも（妊娠について）最低限のことしか言ってない。」と語り、常に流産になるかもしれない可能性を考えて、ショックを受けないように自己防衛し妊娠の喜びを抑制していた。しかし、過去の流産した妊娠週数を越えることに対してCさんは、「9週で心拍確認できて、母子手帳もらってきても良いよって言われたくらいから、あっ、いけるんじゃないかなって思って。その次の時にまた心拍2回目を確認できたから、1回目と2回目の流産の時って、心拍確認できた次の健診の時で2回とも（児の心拍が）止まってたから、今回2回目の健診の時でも動いてたから、ああ行けるんじゃないかなって。一

歩進んだみたいな。」と、喜びや安心を語っていた。過去の流産週数は不育症女性にとって一つの大きな壁であり、その壁を超えることによって、それまで抱えていた流産への不安や恐怖を軽減することができていた。

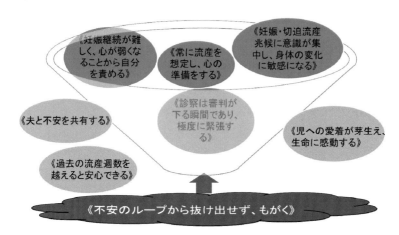

図1　不育症女性の妊娠初期における経験の本質構造図

3．不育症女性の妊娠期における身体心像

　Merleau-Ponty の現象学を用いて、不育症女性の妊娠期における経験を考察する。Merleau-Ponty は、私たちの身体心像（身体への認識）は二層に区別されると説明している。一つは、私たちが日常的に慣れている、自分で認識している体である「習慣的身体」と、客観的な実際の体である「現勢的身体」である。これを不育症女性の妊娠期について言うと、「習慣的身体」は、流産を繰り返し、妊娠を継続できない体であり、「現勢的身体」は、今現在妊娠を継続することができている体である。不育症女性は流産経験をくり返すことで、徐々に自分の体は妊娠を継続できない体であると身体心像を変化させ、実際に妊娠を継続していても、それを更新できずに自身の身体心像と実際の体との隔たりが生じている。この隔たりが大きくなるにつれて不安が大きくなると考える。

　また、Merleau-Ponty は幻影肢の原因について考察している。四肢を切断された瞬間は、抑圧された過去の経験として意識の内部に残存する。そしてその抑圧された過去の

経験は、その時の生々しい状況と不安を喚起する。四肢が切断される前の体という身体心像を更新することができないために、幻影肢が発生するとしている。不育症女性には、流産という強い不安や恐怖、緊張を伴う経験があり、その流産経験が抑圧された過去の経験となり、その経験から流産を診断された状況と不安が喚起され、妊娠が継続している場合でも不安や恐怖を拭い去れないと考える。

4. 不育症女性の妊娠期において求められる看護

　不育症女性が妊娠期にもつ自身の身体への認識と実際の身体に生じている現象との隔たりが大きいこと、また、過去の流産が抑圧された経験となっていることから不安が生じていると推測される。不育症女性の妊娠期における身体への認識に対する看護としては、妊婦健診後に児の成長を共に確認し、妊娠継続を実感することで、不育症女性の身体への認識を更新させる機会となり得ると考える。また、夫が不安を傾聴することで不育症女性にとって支えになっていたことも語られていたことから、看護者は不育症女性と妊娠継続の喜びを共有し、夫による妻へのサポートを促すことも重要であると考える。更に、不育症女性の身体への認識と実際の身体の現象における隔たりが生じるのは、流産を繰り返した経験からである。流産を繰り返すことで受ける毎回の衝撃はその隔たりをさらに大きくしている可能性がある。しかし過去の流産経験を抹消することはできない。看護の可能性として、不育症女性に拘わらず流産後には、その経験が女性にとって抑圧されたものにならないように支援することが重要であり、流産経験を整理し受容することによって次の妊娠時の不安が軽減されると考える。不育症女性は短期間に妊娠と流産を繰り返していることから、看護者は流産後早期から女性に寄り添い、流産経験を整理できるように関わることが必要である。

引用文献
1) 齊藤滋，田中忠夫，藤井知行ほか：不育症に関する再評価と新たなる治療法の開発に関する研究．平成20年度〜22年度総合研究報告書．2011.
2) Craig M, Tata P, Regan L: Psychiatric morbidity among patients with recurrent miscarriage. J Psychosom Obstet Gynaecol, 23: 157-164, 2002.

3) Sugiura-Ogasawara M, Nakano Y, Ozaki Y, et al: Possible improvement of depression after systematic examination and explanation of live birth rates among women with recurrent miscarriage. J Obstet Gynaecol, 27: 171-174, 2013.

4) Serrano F, Lima M: Recurrent miscarriage: psychological and relational consequences for couples. Psychol Psychother 79: 585-594, 2006.

5) Kagami M, Maruyama T, Koizumi T, et al: Psychological adjustment and psychosocial stress among Japanese couples with a history of recurrent pregnancy loss. Hum Reprod 27(3): 787-794, 2012.

6) Gold KJ, Sen A, Hayward RA: Marriage and cohabitation outcomes after pregnancy loss. Pediatrics 125(5): 1202-1207, 2010.

7) 日本産科婦人科学会. 産婦人科診療ガイドライン産科編 2017. 東京, 135-141, 2017.

8) Stray-Pedersen B, Stray-Pedersen S: Etiologic factors and subsequent reproductive performance in 195 couples with a prior history of habitual abortion. Am J Obstet Gynecol 148(2): 140-146, 1984.

9) Clifford K, Rai R, Regan L: Future pregnancy outcome in unexplained recurrent first trimester miscarriage. Hum Reprod 12(2): 387-389, 1997.

10) Futakawa K: First trimester experiences of pregnant women that have suffered recurrent pregnancy loss: a qualitative study. Journal of the Tsuruma Health Science Society 40(2): 1-9, 2016.

11) 澤田哲生：メルロ=ポンティと病理の現象学. 東京, 人文書院, 293-303, 2012.

参考文献

Merleau Ponty（竹内芳郎他訳）：知覚の現象学 1. 東京, みすず書房, 1967.

Merleau Ponty（竹内芳郎他訳）：知覚の現象学 2. 東京, みすず書房, 1974.

第3節　出産が喪失体験とならないために

富山大学学術研究部　母性看護学講座　助教　齊藤佳余子

1．出産をとりまく現状

　一人の女性が一生に産む子供の数の平均を示す合計特殊出生率が 1.36（令和元年）[1]
である昨今、女性にとって出産は数少ない貴重な体験であり、大きなライフイベントの
ひとつである。妊娠、出産は本来、病気ではないため、女性が妊娠すると、妊娠期間を
正常に過ごし、予定日近くに出産することをイメージする人が多いのではないだろう
か？　しかし、今日、生殖補助医療の進歩による多胎妊娠、35 歳以上の出産割合の増
加などにより、母体合併症を伴うハイリスク妊娠が増加しており、その結果、医療的介
入の多い出産が増加している。出産における医療的介入とは、吸引や鉗子などの器械を
用いた出産や帝王切開のことをいう。中でも帝王切開は全出産の 17%（平成 27 年）と
20 年ほど前の 11.0%と比較すると、約 6 人に 1 人が帝王切開で出産している現状にあ
る[2]。このようにハイリスク妊娠・出産が増えている現状ではあるが、日本の周産期死
亡率は諸外国と比較して低く、妊産婦死亡率は減少してきており、それは、医学の進歩
に他ならない。私は、助産師の立場から、医学の進歩により救われた母子が順調に関係
を築いていけるように、そのスタートともいえる出産が母親にとってよりよい体験とな
るように援助したいと考えている。しかし、本来であれば、幸福感や達成感を抱く出産
体験が喪失を伴う体験となることがある。

2．喪失を伴う出産体験について考える

（1）出産が喪失を伴う体験となるとき

　喪失を伴う出産体験について考える契機となったのは、ある経産婦との出会いである。
就職して 2 年目だった私は、分娩の業務にも慣れ、自分なりに母子に対し個別性を考慮
した看護を提供しているつもりであった。そんな時に、前回帝王切開で出産し、今回経

腟分娩を試みる母親の分娩を担当することとなった。帝王切開後の経腟分娩は、子宮破裂のリスクを伴うため、一定の条件を満たし、その上で医師による十分な説明と対象者の同意のもと慎重に管理されることになっている。私は、帝王切開後に経腟分娩を選択した母親に対して、希望に沿った援助を提供したいと思う反面、なぜ経腟分娩にこだわるのか、母子の安全を考えれば帝王切開でよいのではないかと、母親の選択に対し疑問も感じていた。しかし、母親の出産に対する思いを聞いて、私は強く心を揺さぶられ、母子の安全を守るための援助と同様、母親が肯定的に出産を受けとめられる援助が重要であることを体感した。母親が出産前に語ったのは、以下のような内容であった。

*   *   *

(母親) 前回の出産は、陣痛が来て入院して、途中まで順調だったんですけど、赤ちゃんの心音が下がって、帝王切開になりました。だから、出産といっても、Dr (医師) に産ませてもらったって感じで、自分で産んだ実感もないし、赤ちゃんもすぐに連れていかれたので、次に連れて来られた時もなかなか受け入れられなくて。赤ちゃんが無事に産まれたので、よかったとは思うんですけど、そのあとも自然に産めなかったことがずっとひっかかって、何ヵ月経ってもふっと繰り返し思い出したりして。だから、今回は絶対に自然分娩で産みたいんです。

*   *   *

この母親は、無事に経腟分娩することができ、今回の出産がいかに満足ですばらしい体験となったかについて語った。前回の帝王切開による出産は適切な医療介入であったと医療者は評価するし、実際そうであったろう。緊急帝王切開であったことから、看護者は母親の精神的援助にも力をいれていたと推測する。しかし、母親にとって前回の出産は納得した結末ではあったものの、長期にわたり否定的な感情を抱く体験となった。このことは、出産に対する受けとめや評価には、医療者側と母親との間で食い違いが生じる場合があることを示唆している。もしかして、前回の帝王切開では、この食い違いを看護者が見誤り、母親に対する精神的な援助の不足につながったのかもしれない。私は、この経産婦から出産を契機とした母親の否定的感情の持続は、母親の精神的健康に影響を及ぼす可能性や子どもとの関わりに影響を及ぼす恐れがあることを学んだ。

（2）出産における喪失とは

　喪失研究の第一人者である小此木[3]は、対象喪失には、愛情・依存の対象である近親者の死や別離といった外的な喪失と自己の誇りや理想などその人物の心の中のみで起こる内的な対象の喪失があると述べている。出産における喪失は、母親の心の中で起こる内的な対象喪失であることから他人からは見えにくく曖昧であり、出産による喪失がどのようなものなのか明らかにされてこなかった。そこで私は今までに発表されている出産に対する否定的感情に関する研究を精査し、出産における喪失とはどのようなものなのか、どのように共通認識されているのか、出産における喪失の概念について検討した[4]。その結果を出産における喪失とはどのようなものなのか、出産における喪失に先立つ要件、喪失がおこった後どのような帰結を迎えるのかについて順に説明する。

　まず、出産における喪失とは、「出産における期待と現実のギャップ」「出産前の健康な身体イメージの悪化」「母親として新生児との関係構築の停滞」と大きく３つあり、この３つは相互に関連していた。「出産における期待と現実のギャップ」とは、母親の期待に反した出産、予想しなかった展開等により、出産に対する期待がかなわず、現実との間に埋めることができないギャップが生じることであった。そして、「出産前の健康な身体イメージの悪化」とは、分娩時の医療介入により、自分の思うように身体を動かすことができず、出産前の健康な身体感覚が損なわれることであった。そのために、母親としての実感の欠如や母親役割を遂行できず、「母親として新生児との関係構築の停滞」を感じていた。

　つぎに、出産における喪失に先立つ要件として、出産に対する心理的準備状況(個人の特性、これまでの対処行動、出産に対する期待など)、分娩による侵襲(分娩時の医療処置、帝王切開、児の生命の危機的状況)、疼痛に対する閾値(出産・出産後の疼痛)、胎児との関係性(こどもへの期待、胎児との一体感)、ソーシャルサポート(医療従事者・家族からのサポート不足、情報提供の有無)があった。妊娠・出産の過程は、人それぞれ異なり、急変も起こり得る。出産というある意味ストレスのかかるイベントをどのように乗り切るかは、個人の対処能力やパターン、周囲の環境にも左右される。喪失に至る要件は個別性が高く、看護者が関わる際に、即座に喪失に至るリスクをアセスメントするこ

とは難しい。このことが、医療者の認識と母親の受けとめとの食い違いを産み、早期の介入や継続的支援の欠如につながっていると考える。

　最後に、出産において喪失が起こった後、どのような帰結を迎えるのかについては、「情緒的均衡状態への回復」「情緒的不均衡の持続」の2つのパターンに分かれた。「情緒的均衡状態への回復」では、産後1か月程度で母親は、出産に対し、現実の認知と修正をし、児を肯定的に受容していた。そして、安心と出産に満足を抱いていた。「情緒的不均衡の持続」では、3か月を経過しても、情緒的混乱の再燃が起こり、情緒的不均衡に陥り、身体的不調や不安・苛立ちが持続していた。本来、喪失体験とは必ずしもネガティブな側面だけでなく、それを乗り越えたときには、今までとは違う考え方や価値観を手に入れ、新たに再出発するというポジティブな側面も持っている。出産により喪失するものがあっても、情緒的均衡状態を回復することができれば、母親にとって、出産は価値あるものと捉えなおすことができるであろう。しかし、情緒的不均衡が持続すれば、出産を契機とした様々な身体的な不調や産後うつなどのメンタルヘルスの障害を引き起こす。さらに、産後の身体的不調や産後うつなどは、子どもとの情緒的交流を困難にさせ、母子関係の構築にも影響を及ぼす可能性がある。これらより、出産において喪失があったとしても、出産に価値を見出すことができ、子どもとの新たな生活にスムーズに移行できるように援助をしていくことが重要である。

3．出産における喪失を予防する看護について考える

　出産における喪失に対する看護として、一般的に行われている援助にバースレビュー（分娩想起）がある。褥婦自身が出産体験を語ることにより、出産を意味づけし、出産体験を肯定的に受けとめることを促す援助であり、多くの病院で産後早期に実施されている。

　また、正期産児の出産直後の母子早期接触は、産後1か月の抑うつを低くする傾向にあるとも報告されており [5]、母子の愛着形成だけでなく産褥早期の母親の心理的援助にも効果がある可能性が示された。私自身も出産直後の母子の早期接触は、喪失に先立つ要件が複数ある母親にとっては喪失を予防し得るのではないかと考えている。

私は以前、反復帝王切開を受けた母親が手術室で体験したカンガルーケア[注1]をどのように受けとめているのかについて研究を行った[6]。反復帝王切開とは、過去に帝王切開を受けた経験があり、今回も帝王切開をうけることである。対象となった母親は、前回の出産で胎児の心音の低下や早産、児頭骨盤不均衡等により帝王切開を経験し、今回は予定の帝王切開にて出産予定の母親であった。いずれの母親も前回の出産時には、母子早期接触を体験しておらず、今回の出産で初めて母子早期接触を行っていた。私は、手術前日から出産後1か月までの間、縦断的に母親の出産に対する思いや母子早期接触の体験についてインタビューした。研究方法は、質的記述的研究であり、個々の母親が語った内容について、共通性と相違性を比較しながら出産に対する思いと母子早期接触の体験について抽象化した(図 1)。すべての母親は、帝王切開前、元気な子どもを得る期待感を持っていた。そして、手術室にて出産直後に母子早期接触をすることで、子どもを五感により体感し、自分がこの子を産んだという確認をしていた。このことにより、母親は見るだけですぐに子どもと離れ離れになった前回の出産と比較し、自分の子どもを得たことの実感の深まりを体験していた。そして、産後においては、母子早期接触の感覚を繰り返し思い出すことにより(研究中では「よみがえる抱っこの感覚」と表現)、子どもへの愛しさの高まりへとつながる体験をしていた。母親にとって自分の子どもを得た実感が深まる時間をもてることは、新生児との関係構築の停滞を防ぐことにつながると考える。

　また、母親の中には、前回の出産に対する否定的感情のひきずりをもつ母親が存在した。母親の否定的感情のひきずりの内容は、予想に反して早産になってしまったことによる「正期産へのあこがれ」、健康な身体感覚が失われ、母親役割を果たせなかった「母親としての不全感」、「母子分離の切なさ」、前児との関係性の構築に不安を感じる「子どもとの関係性の危惧」などであった。その内容は、出産における喪失の「期待と現実のギャップ」や「出産前の健康な身体イメージの悪化」、「母親として新生児との関係構

[注1]　カンガルーケアはNICUにて早産児を対象に実施される場合と正期産児に対し分娩直後に実施される場合がある。現在、正期産児に対し分娩直後に実施されるカンガルーケアを臨床では、母子早期接触という用語で使用する場合が多い。今回の研究で実施されたカンガルーケアは正期産で出生した児に行われたため、本稿では、母子早期接触と表現する。

築の停滞を感じる」に合致しており、今回の出産に至るまで前回の出産の喪失をそのまま抱えていたと考える。しかし、前回の出産に対する否定的感情のひきずりがあった母親達は、今回、手術中に母子早期接触により、自分の中で前回と対比し、前回の出産体験のひきずりの埋め合わせを行っていた。「正期産へのあこがれ」を体験していた母親は、子どもの大きさと重さを五感で体感し、「母子分離の切なさ」や「子どもとの関係性の危惧」を体験した母親は、母子早期接触中は母子 2 人の世界に没頭していた。それぞれの母親は、前回の出産に対する否定的感情に母親自ら折り合いをつけることにより、前回の出産から抱いていた否定的感情が癒され、今回の出産に対する満足につながっていた。これらより、医療的な介入や母子の生命が脅かされるなど出産の喪失が起こりやすい状況であっても、出産直後の母子早期接触は喪失により生じる否定的感情を癒し、情緒的不均衡状態が持続することを防ぐ可能性があると考える。しかし、この研究は、対象数が少なく、語られた喪失の内容が前回の出産に対する喪失であることより、母子の早期接触が出産の喪失により生じる感情を癒し、喪失を予防するかについては、今後も研究を重ねる必要がある。

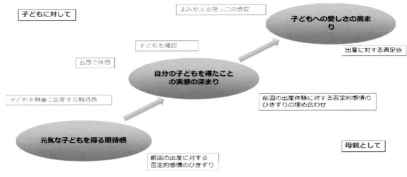

図1. 反復帝王切開を受けた母親が手術直後に体験した母子早期接触の主観的体験

4．出産における喪失を予防する看護 － これからの展望 －

　出産における喪失を契機に情緒的不均衡が持続しないようにするには、産褥早期から不均衡に陥るリスクを個々に査定し、産褥の入院中から介入することが望ましい。出産

時に、母子の生命に危機的な状況があった場合や予期せぬ医療介入があった場合など看護者がある程度予測できる場合もある。しかし、出産が身体的な不調や心理的危機につながるストレスイベントであったか、今後心身のストレス症状を発症するのか、個人で問題が解決できないほどの心理的危機に陥るか否かについては、個人の対処能力やこれまでにどのような対処行動をとってきたか、出産の期待と現実との間にどれだけのギャップがあったのか、サポートはあるのかなど、アセスメントの視点が多岐にわたりリスクを査定することが難しい。そのため、バースレビュー、母子早期接触などの援助に加え、喪失後の情緒的不均衡の持続から、身体的不調や抑うつなどストレス症状を引き起こすリスクを早期に査定できるアセスメントツールの開発をすすめていきたい。そして、入院中の産褥早期から4か月健診など地域で行われる乳児健診に至るまで、アセスメントツールを活用し、健康障害を起こすリスクの高い母親には、早期からの介入と継続的支援を行っていきたい。

引用文献

1) 厚生労働省：令和元年（2019）人口動態統計（確定数）の概況.
   https://www.mhlw.go.jp/toukei/saikin/hw/jinkou/kakutei19/index.html (閲覧日 2020/10/14).
2) 公益社団法人母子衛生研究会編：「母子保健の主なる統計」. 母子保健事業団 127, 2019, 東京.
3) 小此木圭吾著：「対象喪失 悲しむということ」(33版). 東京, 中公親書, 27-39, 2015.
4) 齊藤佳余子, 笹野京子, 長谷川ともみ：出産における喪失の概念分析(会議録). 母性衛生 58(3)：283, 2017.
5) Ann B, Michelle P, Janis MLP, et al: Effect of mother/infant skin-to-skin contact on postpartum depressive symptoms and maternal physiological stress. AWHONN 41: 369-382, 2012.
6) 齊藤佳余子, 長谷川ともみ, 永山くに子：反復帝王切開を受けた母親が手術直後に体験したカンガルーケアの主観的体験. 富山大学看護学会誌 13(2)：83-92, 2013.

第4節　医療的ケア児における"そだつ力"と "そだてる力"を育むために

富山大学学術研究部　小児看護学講座　准教授　桶本千史

助　教　島田佳奈子

　小児看護学講座では、『子どもが"そだつ力"と子どもを"そだてる力"を育む』をモットーに、教育や研究、社会貢献活動に従事している。人は生まれてすぐに1人で生活をし始めることは出来ない。子どもが人として健やかな成長発達を遂げていくためには、子ども自身が生来もつ生きる力を十分に発揮すると共に、人として発達の途上にある子どもの未熟性を個々の特性に応じて周囲の大人が補い、養護する必要がある。つまり、子どもたちの健やかな成長発達を支援するためには、子ども自身が持つ"そだつ力"を育むアプローチに加え、子どもを取り巻く周囲の大人たちの"そだてる力"を育むアプローチが必要となる（図1）。当講座では、現在、様々な疾患や状態にある子どもたちの中でも、主に医療的ケア児や心疾患のある子どもを支援するための研究や活動に取り組んでいる。ここでは、これまでに当講座員が取り組んだ活動や研究内容を紹介しつつ、医療的ケア児が"そだつ力"と医療的ケア児を"そだてる力"を育むための支援について概説する。

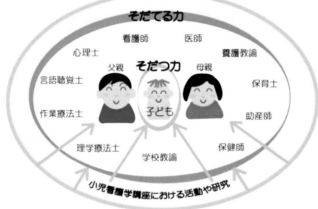

図1. 小児看護学講座が考える子どもの"そだつ力"と"そだてる力"を育むためのイメージ

1. 医療的ケア児が"そだつ力"を育むために

　医療の進歩に伴い、超低出生体重児や重篤な合併症を伴う子どもの救命率が改善された昨今、人工呼吸器や在宅酸素などの医療機器を装着したまま退院する子ども、気管カニューレからの痰の吸引や経管栄養などの医療的ケアを日常的に必要とする子どもの数は漸増傾向にある。日常的に医療に依存しながら生活しているこのような子どもたちは「医療的ケア児」と称され（図2）、全国に約1万9千人（2018年）いるとされる[1]。平成28年の児童福祉法の改正において、医療的ケア児とは「人工呼吸器を装着している障害（碍）児その他の日常生活を営むために医療を要する状態にある障害（碍）児」と定義された。これにより、従来から障碍を持つ児童として社会的な支援対象者と認識されている肢体不自由児や知的障碍児、重症心身障碍児（重度の肢体不自由と重度の知的障碍とが重複している子ども）に限定せず、寝たきり状態から自力歩行が可能な場合も含めて、医療的ケアを必要とする児童全般を医療的ケア児とし、これら児童の支援のために、地方公共団体は保健・医療・福祉などの連携体制を整備することが努力義務化された。

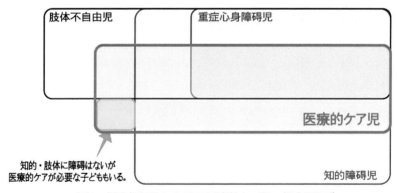

図2. 児童福祉法における医療的ケア児の概念略図[2]

　子どもの成長発達には生来持つ遺伝的素因に加えて、生後、個々の子どもたちが生活する社会環境の中から得る学習が影響するが、これはどのような疾患・障碍をもつ子どもであっても同様と考える。しかしながら、法改正によりここ数年で急速に脚光を浴びるまで、医療的ケア児の保育・教育環境、子ども自身が"そだつ力"を育むための学習環境は決して十分なものとは言えなかった。例えば、知的障碍や肢体不自由はないが気管

切開をしている子どもの場合、気管内吸引が必要であったり、気管カニューレが抜けてしまう可能性があるなどの理由から、普通学校への入学を拒まれることが多かった。つまり、自宅から学校、教室間などの移動能力や知的能力に問題がなくとも、医療的ケアをサポートする人員が不在という点から、本人や家族の希望や意思に関係なく特別支援学校への進学が妥当と判断され、学習環境が限定されてしまうことが稀ではなかった。また、普通学校だけでなく、保育所や幼稚園などへの入所・入園が困難なことはもちろんのこと、未就学の子どもの障碍や発達上の特性に応じた日常生活の基本動作の学習機会や遊びなどを提供する児童発達支援事業、および、就学している障碍児に対して放課後に生活能力向上のための指導や社会交流の場を提供する放課後等デイサービスなどの障碍児通所支援事業所さえも、医療的ケアを行える看護師が職員として常駐していないために、医療的ケア児においては利用出来ない現状があった。長い間、医療的ケアを要する子どもが病院や施設内だけでなく、地域でも生活しているという事実は社会的に認識されていなかったため、医療的ケア児は、障碍児としての様々な社会的支援の対象から外れてしまい、その結果、子どもとして成長発達するための学習環境が限定されるだけでなく、通常、児童に保障されている保育・教育を受ける機会そのものも奪われてきた。

　医療的ケア児自身が持つ"育つ力"を育む支援について考える際、医療的ケア児の成長発達を支え促す要因などについて検討する必要があるが、現在のところ、医療的ケア児の心身の発達条件や経過の特性、傾向などについてはまだ十分に検討されていない。そもそも、児童の権利条約などにうたわれ、疾患や障碍の有無に関わらず守られるべき個々の児童にとっての最大限の発達保障、社会への積極的な参加を容易にする条件下で十分かつ相応な生活を享受する権利自体が剥奪された状態であった。そのため、まずはこれらの権利を守るための社会的環境整備が急務とされている。現在、平成 28 年の児童福祉法の改正を皮切りに、文部科学省や厚生労働省は医療的ケア児の支援事業を推進する施策を次々と打ち出している。特別支援学校、幼稚園、小・中・高等学校等で医療的ケアに対応するための看護師配置の拡充、校外学習や登下校時における送迎車両への看護師同乗の認可、放課後等デイサービスにおける医療的ケア児受け入れ強化、などに関する対策が講じられ、医療的ケア児が"そだつ力"を育むための体制構築が、近年、よ

うやく国をあげて動き始めたところである。どのような障碍があっても、病気をもって
いても、すべての子どもが平等に保育や教育を受けられるための体制づくりはまだ稼働
したばかりであり、医療的ケア児が"そだつ力"を育むための具体的な取り組みは、各自
治体に委ねられている現状にある。今後、先進的な取り組みを行っている他県の情報を
得ながら、ここ富山県においても医療、保健、障碍福祉、保育、教育のそれぞれと連携
を図りながら、医療的ケア児自身が本来持つ"そだつ力"を育める支援の在り方について、
当講座でも積極的に検討していきたいと考えている。

2. 医療的ケア児を"そだてる力"を育むために

　「医療的ケア児」と一言でいっても、疾患や病状、治療内容、必要とされる医療的ケ
アの項目、生活環境などは個々に異なる。そのため、医療的ケアを必要とする子どもと
家族に対しては、個別性の高い支援の検討と実施が求められ、支援に携わる保健・医療、
保育・教育、福祉などの関係機関の密接な連携が必須となる。医療的ケア児に対するこ
のような多職種による支援体制の必要性や重要性は、今となっては当然のこととして認
識されている。しかし、ほんの数年前までは医療的ケア児の生育環境や支援体制の現状
について、恥ずかしながら看護学教員である我々も非常に無知であった。ただ、病院の
看護師として働いていた際、実際に医療的ケア児のご家族から「富山には小児専門病院
がないから・・・」、「富山だから都会の病院と同じような医療や看護が受けられない・・・」
ということを耳にすることがあり、私たちは「富山だから自宅での生活は無理」と諦め
てしまうことがない医療や看護が提供できる礎を築きたい、「富山だから・・・」とい
う地域格差やレッテルを何とか解消したいという思いを深めていた。小児専門病院では
なくても、富山に住んでいるから受けられる看護はあることを信じ、臨床現場の第一線
を離れ、看護学科教員・研究者として働く中でも、富山県内に住む医療的ケア児と家族
のために自分たちには一体何ができるのだろうかと模索していた。そのような中、富山
県における小児在宅医療を中心的に担う小児科医　八木信一先生との再会でその道は開
かれた。

　医療的ケア児が病院を退院した後、家族と共に地域社会の中で生活しながら成長発達
を遂げていく、そのような当たり前の生活を子どもと家族が送れるように、まずは、医

療的ケア児と関わる機会のある保健・医療、保育・教育、福祉などの職に就く方々に対し、医療的ケア児への支援に関する知識と技術の学習機会を提供する場を設けることから始めた。これを当講座では「小児医療的ケア実技研修会」と題し、八木信一先生をはじめとする小児科医の先生方のご協力のもと、平成 27 年度から年 2 回の頻度で開催してきた（図 3-a・b）。さらに、この研修会の基礎知識編として、平成 28 年度からは「子どもの緊急時対応に関する研修会」を年 1 回の頻度で行い（図 4-a・b）、これまで通算 10 回以上の研修会を開催した。これらの研修会によって、一般小児に対する緊急時対応はもちろんのこと、より専門的な知識と技術を必要とする医療的ケア児に対する支援スキル（医療的ケア児・重症心身障碍児などの身体的特徴、各種医療的ケア実施方法とデバイス管理上の注意点、呼吸ケア・ポジショニングスキル、救急時対応スキルなど）に関する学習の場を医療的ケア児とその家族を支援する専門職の方々に提供することが出来た。

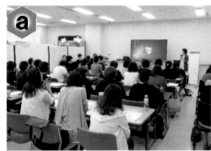 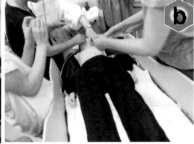

図 3-a・b　「小児医療的ケア実技研修会」の様子

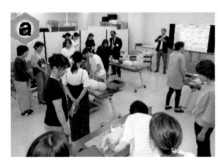 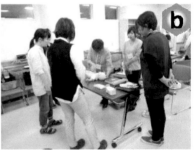

図 4-a・b　「子どもの緊急時対応に関する研修会」の様子

また、平成 27 年度の小児医療的ケア実技研修会の開始と並行して、富山県内の小児在宅医療における看護連携状況を把握するため、県内の病院や訪問看護ステーション、入通所施設、保健所・保健センター、保育・教育機関などの看護職者を対象とした実態調査を行った [3]。その結果、病院や訪問看護ステーション、入通所施設、保健所・保健センター、保育・教育機関など、いずれの看護職者においても、支援する子どもの疾患が初めて遭遇するものであったり、患児に実施する医療的ケアや、それに伴うセルフケア、療養行動などが他に類を見ない患児特有のものであることに対する戸惑いや支援の困難さがあることが分かった。そのため、各々の現場において看護職者が単独で支援を検討するのではなく、調査対象者（327 人）の 9 割以上が支援には看護者間の連携が必要であると回答し、また、実際に医療的な支援を必要とする子どもに関わった経験がある対象者（161 人）の 7 割以上が、病院に在籍する看護師と連携しながら対象児の医療的ケアや患児本人ならびに家族の身体的・心理的状態について検討している実情があった。しかし一方で、支援者が話し合うための相互の時間調整が難しい、相手の業務を考慮して連絡を躊躇してしまうといった連携を行うための困難点も挙げられた。医療的ケア児と家族の生活に携わる多機関・多部門の看護職者が垣根を越えて連携していくことが、子どもと家族の支援を行う上で必要であると現場の看護職者ら自身も認識しているが、そのための情報交換や話し合いを行う場を如何にして設けるかに関する具体的な手段の検討が課題であると考える。

　医療的ケア児を"そだてる力"を育むために、当講座では医療的ケア児の生活を支える支援者をバックアップするための情報・学習提供の場として研修会を開催してきた。研修会の受講者は、総合病院や地域のクリニック、訪問看護ステーションなど様々な施設の看護師の他、医師や薬剤師、理学療法士、作業療法士、保健師、養護教諭、福祉事業所職員など、地域社会における多職種の方が参加されている。本研修会を機会に、医療的ケア児や小児の医療的ケアに関する知識・技術を習得して頂くだけでなく、是非、県内の看護職者間、多職種間の情報交換や交流の場となり、垣根を超えた連携の一助になればと考える。

　平成 28 年に障害者総合支援法及び児童福祉法が一部改正され、「医療的ケア児の支援に関する保健、医療、教育等の連携の一層の推進について」が地方公共団体に発出され

たことにより、全国的に医療的ケア児に対する支援の拡充が進められてきた。また、厚生労働省は平成 31 年（令和元年）度より「医療的ケア児等総合支援事業」を開始し、その一環として医療的ケア児を支援する人材の養成ならびに協議の場の設定を図るため、地方自治体を主体とする「医療的ケア児等支援者養成研修」の実施を通知した。これを受けて富山県では平成 31 年（令和元年）度より「医療的ケア児等支援者養成研修」「医療的ケア児等コーディネーター養成研修」「医療的ケア児等コーディネーターフォローアップ研修」が開始され、当講座でも微力ながら講師として研修会の運営に携わっている。医療的ケア児を"そだてる力"を育むことを目的に、研修会開催をはじめとする活動に取り組んできた結果、当講座と地方自治体との繋がりも徐々に出来てきたように感じている。今後も周囲の方々のご助言に耳を傾けながら、より実り多い活動を継続できるように努めていきたい。

引用文献

1) 中村知夫：医療的ケア児に対する小児在宅医療の現状と将来像. Organ Biology27(1)：21-30, 2020.

2) 厚生労働省：「第 17 回医療計画の見直し等に関する検討会」資料 1-3 医療的ケア児等の支援に係る施策の動向. https://www.mhlw.go.jp/content/10800000/000584473.pdf(閲覧日 2020/10/1).

3) 林佳奈子, 桶本千史, 八木信一：医療ニーズのある子どもと家族の支援における看護連携の現状と連携に対する看護職者の意識. 日本重症心身障碍学会誌 43(3)：433-441, 2018.

第5節　心疾患患児における"そだつ力"と"そだてる力"を育むために

富山大学学術研究部　小児看護学講座　助　教　島田佳奈子

准教授　桶本千史

1．先天性心疾患児の治療・療養過程の特徴と支援の課題

　子どもの心疾患は、大きくは先天性と後天性のものに分けられる。生まれながらにして心臓の構造や機能に何らかの異常を有するものを総称して先天性心疾患という。また成長発達過程の途中で発症する小児期の後天性心疾患として、川崎病や心筋炎などが挙げられる。子どもの心疾患の多くは先天性心疾患であり、先天性心疾患はおおよそ100人に1人の割合で発生するといわれ、決して稀とは言えない。ここでは先天性心疾患に焦点を当てて、特徴的な治療・療養過程と支援の課題について概説したい。

　先天性心疾患児とその養育者は疾患を抱えた生活（子育てを含む）を誕生直後からスタートする。患児の多くは、母親の妊婦健診の際の胎児エコー検査の結果、あるいは、乳児健診時などで子どもの哺乳量が少なく体重が増えない、心雑音があるなどの様子から詳しい検査が行われて診断がなされる。先天性心疾患には、心臓のどこにどのような形態的異常があるかによって心房中隔欠損症や心室中隔欠損症、ファロー四徴症など様々な診断名がある。形態の異常と、それに伴う心機能障碍の様相に応じて治療は異なる。先天性心疾患の主な症状にはチアノーゼや心不全がある。心臓の形態異常によって全身の動脈血に静脈血が混入することで生じるチアノーゼは、重症化すると全身の酸素供給が著しく低下する無酸素発作を引き起こす。心臓の働きが低下して全身に血液を送り出すことが困難になってしまう心不全状態では、あらゆる臓器への血流量が保てなくなった結果、体重増加不良や息切れ、運動機能低下などが出現し、患児の日常生活の行動に少なからず影響を及ぼす。中には成長発達に伴って疾患が自然治癒する例もあるが、自然治癒が見込めない場合はこれらの症状改善のために内服薬の服用やカテーテル治療、外科手術などの治療が必要となる。特に、外科手術は先天性心疾患の症状を根本的に改善し、良好な生命予後を得るために必要不可欠な治療法である。しかし、手術の多

くは実施時期が出生直後や乳幼児期でリスクが高く、実施回数は一度に限らず複数回に及ぶこともある。先天性心疾患は以前のように必ずしも死に至る病ではなくなったが、医療技術が発達した現代においても本疾患を有することで生じる様々な問題への支援の検討がなされている。

　1900 年代や 2000 年代初頭あたりまで、先天性心疾患児に対する看護上の研究課題の中心は患児の養育者、特に母親に関するものが多かった。先天性心疾患児の母親に関する研究については後に詳述するが、これは、先天的な疾患をもつ子どもを産み、出産後早々に幼い我が子の心臓手術と向き合わなければならない母親への心理的支援や育児支援を早急に取り組むべき課題として認識されてきた結果である。しかし、近年は患児自身に関する研究報告も増えている。現在、先天性心疾患は外科的治療の進歩によって乳幼児重症例の救命率が向上し、成人期に達する患者数が小児患者数を上回るまでになった[1]。長期的な予後が見込めるようになった一方で、約 45 万人（2016 年）と推定される成人先天性心疾患患者の 1/3 は慎重な経過観察を要する。幼少期の手術やカテーテル治療の実施によってその後の成長発達に何ら支障を来さない場合もあるが、手術を実施した後でも心疾患特有のチアノーゼや心不全症状の管理を必要とする場合もあり、術後遠隔期の予後や合併症出現などの問題が今日の治療上の課題として存在する。このような患児・患者に対し、いつ頃からどのようにしてセルフケア獲得への援助を行えばよいのか、またセルフケアについて説明しようにも、そもそも患児は自身の疾患をどのように理解し捉えているのかなどの疑問から、患児自身を調査対象とした研究報告が増えつつある。また、これらの課題の他に支援者が大きな問題として捉えているのが、青年・成人期に達した先天性心疾患患者の社会適応の困難さである。この問題の背景要因として、患児の疾患理解の不十分さや養育者への依存度の高さ、友人・社会関係上の経験の乏しさなどが指摘されており[2]、養育者の過保護に起因する依存度の高さが先天性心疾患児の社会経験の乏しさを招き、青年期におけ

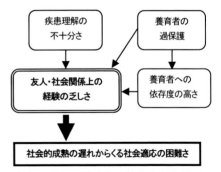

図 1. 青年・成人先天性心疾患患者が抱える社会適応の困難さの背景

る社会的成熟の遅れの要因になるともされる [3]（図 1）。そのため、近年の研究では、青年・成人期に至るまでの病気理解や友人など他者への病気開示、レジリエンスについてなど、様々な視点から患児自身に関する研究がなされている。

　手術を受ける周手術期やそこに至るまでの経過だけでなく、先天性心疾患児の生命予後の改善と共に、これまで以上に長期的な視野で問題解決に取り組むことが求められる現代において、生まれながらの疾患を持ちながら成長していく先天性心疾患患児本人が"そだつ力"、そして患児が"そだつ力"に大きな影響を与える養育者の"そだてる力"の両側面から支援を検討する重要性が増している。

２．心疾患をもつ学童・思春期の子どもの "そだち" を支える

　学童期や思春期の学齢期にある心疾患の子どもは、児童生徒の約 0.8〜1.0%の割合を占めており、年度により増減があるものの、学齢期の心疾患のある子どもの割合は増加傾向にある [4]（図 2）。学校は子どもにとって大切な社会生活の場であり、仲間と同じ時間を共有しながら学習し、ともに遊び、クラブや部活動、係・委員会活動、学校行事な

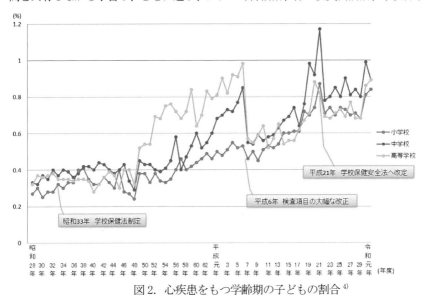

図 2. 心疾患をもつ学齢期の子どもの割合 [4]

※図は文部科学省「学校保健統計調査」の年次推移値をグラフ化，追記したものである。

どの様々な活動を経験する。これは健康な子どもに限らず、心疾患をもつ子どもも同じである。しかし、心疾患をもつ子どもの場合、健康な子どもと同等の活動量をこなすことが難しいこともあり、現在は学校生活管理指導表のもとで、心疾患をもつ子どもが安全に快適な学校生活を過ごせるように対策が取られている。この学校生活管理指導表は、体育や運動に関する管理について主治医から学校側へ情報伝達するものであるが、体育の授業への参加の仕方や宿泊行事等への保護者の付き添い要請など、主治医の指示と異なる学校側の判断や配慮がかえって患児の学校生活での活動制限につながる現状もある [5]。心疾患があるというだけで学齢期の子どもは様々な制限を強いられる悩みを抱えながら生活を送っている [6] が、筆者はこのような患児の"そだち"を支えることが、未来ある子どもたちの Quality of Life (QOL) を向上し、将来への明るい展望につながると考えている。ここでは学童期や思春期にある心疾患をもつ子どもに焦点をあてて、筆者がこれまでに取り組んできた研究について紹介する。

（1）学童期や思春期にある心疾患をもつ子どもの QOL

QOL とは健康の心理的指標であり、日々の生活の中で個人の機能的能力も考慮に入れた心理社会的なモデルから発した概念である [7]。心疾患をもつ子どもの QOL については、学童期では比較的重症度が高く、運動制限や治療・管理を必要とする患児の QOL が低いとされている [8]。さらに、筆者が行った思春期心疾患児の QOL の調査 [9] では、中学生よりも高校生、合併症や手術経験がある患児で QOL が低いこと、社会生活における周りの人の理解、やりがいのない生活への不満、進学・就職といった将来に対する悩みが QOL と関連していることを明らかとした。

多くの先天性心疾患児（特に重症例）では、両親の罪悪感から派生する過保護傾向、患児自身の身体的制約によるハンディキャップや劣等感、社会との接触の不足による自立性の欠如など、多くの要素により自己のアイデンティティの確立が妨げられ、健全な精神的成長が得られない場合が多い [10]。患児自身が自分の健康管理への理解を深め、周囲の理解を得ながら心疾患と上手に付き合い、日々の生活や将来への不満・不安を解消してくことが、学童期や思春期からのより良い QOL の獲得につながるといえる。

（2）学童期や思春期にある心疾患をもつ子どもの自尊感情（Self-esteem）

学童期や思春期の子どもは、親への依存的な関係が対等な関係へと移行し、いわゆる

心理的離乳という時期を経て、独立と依存との間を揺れ動きながら親から徐々に精神的に自立していく。学童期や思春期は、家庭や学校社会における人との相互作用を通して心身発達を遂げ、自分をどの程度価値あるものかを評価している。自分自身のことや自分の価値について、自分がどのように感じているのかという評価から生じる感情は自尊感情や自尊心（Self-esteem：以下、自尊感情とする）といわれる[11]。

　学童期や思春期にある心疾患をもつ子どもは、前述したような心疾患を理由とするさまざまな試練を経験しながら学校生活を送っている。自尊感情は、積極的な生活や生きがいのある生活を送るために必要不可欠とされる。患児がその試練の壁を乗り越えるために自尊感情が重要な役割を果たすと考え、筆者は学童期や思春期にある心疾患をもつ子どもの自尊感情と病気周知、相談相手との関連について研究[12]を行った。その結果、心疾患がある自分を他人に理解してもらい、認めてもらいたいという思いは自尊感情と関連しており、また、家族以外の人に自分の病気について知らせていたり、自分のことを分かってもらいたい思いから自分の悩みや心配事を他人に相談している患児の自尊感情は高いことが明らかとなった。しかし一方で、思春期の心疾患をもつ子どもでは、仲の良い友だちには自分の病気のことを打ち明けたいが、それ以外の人には病気のことは知られたくないと考え、病気をもっていることに対する中傷や同情など友だちに特別視されるのがつらいとも感じている[13]。学童期や思春期にある心疾患をもつ子どもの自尊感情には、友だちや家族などの社会における対人関係が影響し、患児の気持ちや周囲の人に対する思いが患児の行動の裏付けの一要素となっており、学校や社会生活での人とのかかわりから自分の病気について認識し、心疾患がある自分と健康な友だちを比較しながら生活していることが示された。

（3）学童期や思春期にある心疾患をもつ子どもの疾病理解

　心疾患児は、生後早期から治療を受け、幼少期から両親や家族によって慎重に疾患管理されている。病気の説明や疾患管理に関する教育は、患児本人よりも両親や家族を中心に行われ、本人に対する病気の説明が不十分なことも多い。学童期や思春期は親から心理的な自立をしながら、進学や就職といった進路選択を行う時期であり、患児本人の疾患理解は、思春期以降のより良い QOL 獲得につながることから、特にこの時期の患児教育は重要である。

　筆者らは、「思春期にある心疾患をもつ子どもが周りの人から自分の病気について尋ねられた時に、どのような対応をしているか」について調査を実施した[14]。その結果、9割近くの子どもは自分の病気について話すとともに心臓の病気であることを伝えており、さらに、心臓の構造や身体症状、運動制限、手術経験などについて具体的に話していた。その一方で、自分の病気について話さない患児や疾患について聞かれたときに回答しないなど、自己開示に至らない患児もいた。疾患に関する内容を自己開示しない理由には、話す必要がないという患児も多く[15]、患児自身の病気認識や周囲への病気の自己開示が、患児の社会生活に影響を及ぼしていることも示された。

（4）学童期や思春期にある心疾患をもつ子どもの社会的スキル向上をめざして

　学童期や思春期にある心疾患をもつ子どもでは、心疾患は重症度が高いほど身体症状があり、生活上の制約が生じ、苦痛や疼痛を伴う検査・治療を経験していることも多い。このことから、筆者はこれまでの研究を通して、患児の身体機能の低下に伴う生活全般のQOLに及ぶ影響が最小限となるように、患児一人ひとりの重症度や治療状況に合わせて支援を行っていく必要があると考えている。

　学童期になると、それまで親の管理のもとでの保護的な家庭生活から学校生活が主体となり、患児の健康管理においても親から患児自身に徐々に移行する必要がある(図4)。そのため、親や家族が子どもの代弁者となっていた時期を卒業し、子どもが主体となって自分の病気について考え、治療に参加していくことができる環境を調整するとともに、子どもが自ら発信できるスキルを培っていくことも必要であると考える。筆者は現在、思春期にある心疾患をもつ子どもが日常生活の中での経験や対人関係などの特徴から、患児の社会的スキルの向上をめざした看護支援を拡充させることを目標として研究に取り組んでいる（JSPS KAKENHI Grant Number JP 17K17465）。学童期や思春期にある心疾患をもつ子どもが快適な学校生活を送り、自らが希望する進学先で学び、就きたい職務を果たし、社会の中で自立した生活を営むことが当たり前の世の中となるには未だ多くの課題が山積している。特に先天性心疾患は小児期の治療後も生涯を通じた管理が必要であり[16]、患児自身が自分にとって最適な医療の継続と健康管理を継続するためには、自分の疾患を理解し、自己決定できるように支援していく必要があり、これからも患児の"そだち"を支え、自立にむけた支援を検討していきたいと考える。

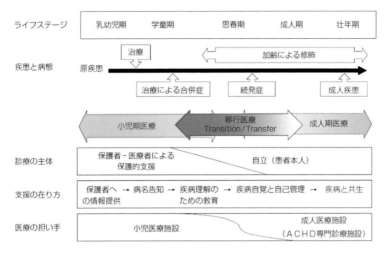

図4. 移行医療の概念図[16]

3. 心疾患をもつ子どもを"そだてる力"を育むために

（1）先天性心疾患児の母親が我が子の心臓手術に際して抱く思いに関する研究

　もう10年以上前になるが、筆者は、我が子の心臓手術に臨んだ先天性心疾患児の母親に対して、手術予定を決定する外来受診時から入院、手術当日、退院までの経過を参加観察し、母親にとっての子どもの心臓手術がどのような体験であったか、その思いをインタビューして結果をまとめた。本研究は、筆者が心疾患児の研究や支援に携わる大きなきっかけとなった。また、先天性心疾患児の母親の多くが体験する「我が子の心臓手術」に対する思いを理解することは、母親への支援を検討する際に重要であることから、以下に要約して内容を紹介する。

　本研究でインタビューを実施したのは20歳代後半〜30歳代後半（平均30.4歳）の母親10名で、子どもは0〜1歳（平均8.7か月）であった。全ての母親が手術前は自宅で子どもを養育し、今回の手術が子どもにとって最終回と思われる手術、いわゆる根治術と呼ばれる手術であった。インタビュー内容はグラウンデッド・セオリー・アプローチ法で分析した。その結果、【乗り越えなければならない課題】、【子どもの命や子どもの普通の生活が失われる恐れ】、【何もしてやれない】、【子どもが安全圏に入ったと感じた

ことによる安堵】、【再スタートへの糧】の 5 カテゴリーが生成された。詳細は論文 [17] をご参照頂きたいが、ここでは、先天性心疾患周手術期において患児本人だけでなく、その母親も支援の対象者として捉えることの必要性が示された【子どもの命や子どもの普通の生活が失われる恐れ】と【何もしてやれない】に関し、サブカテゴリーを『 』、データからの引用を「 」、引用の補足説明を（ ）として詳述する。

【子どもの命や子どもの普通の生活が失われる恐れ】

　母親は子どもの心臓手術に対し、「手術でよくなるんならって。（中略）やっぱり辛そうだったし。手術をすること自体は迷わなかった。」、「手術はやっぱり嫌だけどしないと治らんし、すれば治るし。」などと語り、手術を『治癒への望み』や『避けては通れない』と捉えながら、最終的には【乗り越えなければならない課題】とし、手術実施の決断を迷いのないものとして語った。しかし、母親は実際に手術が実施される中、手術によって子どもの命が危険に晒されたり、合併症が出現する可能性を現実的に感じ、「あの手術室に渡す瞬間はすごい逃げ腰になる。怖い。すごく怖い。何が怖いって、（今まで）考えてないのに（手術室から）出てこんかったらどうしようって。帰ってこんかったらどうしようって妙にびびる。あの瞬間だけはね。前の（手術の）時もそうやったし今回もそうやけど、抱っこして廊下逃げて走ろうかと思う。」と、あり得ないこととして打ち消そうとしていた考えが手術室入室や手術中に『子どもが自分の手に戻らない不安』として言いようもなく押し寄せる体験をしていた。また、手術後の ICU 面会時にも「呼びかけてもどこ見てるか分からなかったし。経過は順調ですよって聞かされるから大丈夫なんやって思うけど、素人が見るには本当に大丈夫なんかなって思う。（中略）そうなる（亡くなる）可能性もあるのかなとか。」、「全然体も動かないし目も開けないから、本当になんだろう、機械っていうか人工的なもので、こう生かされてるんじゃないかっていうのが。」と、『子どもの普段の状態が失われていることの悲観』があった。この思いは手術後、子どもが自分の意思で体を動かし、食事やミルクを摂取するなど術前と同様の姿を見聞きして【子どもが安全圏に入ったと感じたことによる安堵】を得るまであった。

【何もしてやれない】

　母親は子どもの生命の危機を最も強く意識する手術中や術後急性期に、「一緒にいれ

ないし。ずっとみててもらえるから安心なはずなんだけど。何も出来ないんだけどやっぱり何かあった時に私がこの子守ってやりたいって思うのに、そこにいることも出来ないし。」と、本来の気持ちに反して自分は子どものために【何もしてやれない】と感じていた。そのため、手術中や子どもがICU入室中は「今の時間は（心臓の）穴塞いでるとか、もう終わるかなとか、そろそろ心臓動かしてるなとか、実際そういうふうになってるんだろうと。じゃあもう終わるなと思いながら。」と、『手術状況の想像による子どもの無事の確認』を自分自身で行い、「とにかく無事に終わることをね、祈って。手術室の前に行ったり待合室に行ったりふらふらして。手術室の前に行って見えたり会えたりするわけじゃないんやけど中におるんやなと思って。頑張ってほしいなと思って。」と、子どもの無事を祈りながら時間を過ごしていた。また、「（ICU面会時以外は）なるべく普通に、普段通りに。心配しとったらきりないしね。かといってずっと張り付いてるわけにも。（医療者の）邪魔になるし。そこは切り替えて。」と、実際に医療処置やケアを行い事態の進行を担う『医療者の手に委ねる』という思いが語られた。

　先天性心疾患児の母親にとって、手術室入室時までは"手術は疾患から子どもを救うための手段"であった。しかし、手術室入室以降、術後急性期を脱するまでは、"手術は子どもの命を危険に晒すもの"へと変化していた。また、この時期は、危機的状況から我が子を救ってやりたい思いに反して【何もしてやれない】無力感を抱いていた。

（2）先天性心疾患児の母親に関する研究結果からみた支援の課題

　子どもがカテーテル治療などの内科的治療を受ける場合より、手術治療を受ける方が母親の精神的ストレスレベルが高い[18]とされていたが、更に、先に紹介した筆者の研究結果において、母親にとって子どもの心臓手術中や術後急性期は、我が子の生命の危機を感じながら傍にいることさえもできず、子どもに対して【何もしてやれない】無力感を抱いていることが示された。筆者はこの研究結果を得たのち、先天性心疾患児の手術中における家族への支援を検討するために術中訪問（医療従事者が手術中に手術患者の家族のもとを訪れて、手術進行情報を提供するなど、家族の精神的ケアを目的とした関わり）の実施状況を調査した。その結果、調査当時、全国的にほとんどの病院で先天性心疾患児の手術中の家族に対する系統的なケアは実施されていなかった[19]。その一方で、家族からは周手術期における医療従事者からの励ましの声かけや手術延長時の情報提供

がケアとして求められていた [20]。本調査結果の報告後、筆者の周囲では、調査を実施した対象施設において、それまで手術室退室時にのみ家族への連絡が入る状況だったのが、患児が人工心肺を離脱した時点でも手術終了を待つ家族に連絡が入るようになった。しかし、2020 年の現時点において、心臓手術中の子どもを待つ家族に対するケアに関して新たな研究報告はない。子どもの状態把握が困難な中、ひたすら手術の終了を待つしかない術中は、患児だけでなく母親をはじめとする養育者へのケアも強く求められる時期であり、術中を中心とした周手術期におけるケアの質の検討と向上が望まれる。

　また、手術を必要とする先天性心疾患児の養育者のその他の特徴として、養育者は子どもの手術に関する説明を医師から受けた際、親として子どもの救命のために直接取り得る手段を持たないために、子どもの治療をただ医療者に委ねるしかない。その状態で医療者との信頼関係を築くことが、親として唯一出来ることと捉える [21]。あるいは子どもの治療経過や状態についての理解が不十分と認識しつつも医療者に対してその表出をためらう傾向があり [22]、入院治療中には子どもの世話をしたくとも医療的な制限から実施が困難で、親としての不適応感を抱く [23] ことが報告されている。先天性心疾患児の養育者は、子どもが受ける治療の選択肢として実質的に手術を選択するしか方法がなく、医療者からの提案を十分に吟味し選択するという親としての主体的対処が発揮しづらい。そのような中、周手術期において先天性心疾患児の養育者は、言わば消極的な親役割の遂行に甘んじざるを得ない状況にあると推察される。先天性心疾患児の療養・療育過程において、手術の実施は患児とその家族にとって非常に印象深い時期になり得る。そのため、先天性心疾患児の周手術期が養育者にとってその役割を主体的に発揮し、親として肯定的な経験を積み重ねる機会となることは重要と考える。筆者は現在、先天性心疾患児とその養育者がより主体的に療養・療育生活に向き合える支援の充実を目標に、「先天性心疾患児の母親の『母親としての自信』を育む初期療育支援プログラムの開発」（JSPS KAKENHI Grant Number JP 17K12287）、および、「先天性心疾患児の社会適応力を育成する症状マネジメント支援プログラムの開発と検証」（JSPS KAKENHI Grant Number JP 20K10931）に取り組んでいる。多くの先天性心疾患児が救命され、その後の数十年に渡る療養生活を歩む中、個々が生まれ持つ病態、手術の種類、手術後の病態、遠隔期における合併症の有無や種類・程度、再手術の必要性の有無など、多種多様な状

況に応じた長期的なケアの提供が必要とされている。先天性心疾患児と養育者が個々の療養・療育生活に主体的に向き合い、人として、親として健康な日々を積み重ねることが出来る様に、これからも様々な視点から支援の在り方を検討していきたいと考える。

引用文献

1）岡村雪子，馬場礼三：小児慢性疾患の成人期移行の現状と問題点　1）先天性心疾患－急増する成人先天性心疾患患者数とそれに伴う諸問題－．小児科臨床　69(4)：117-122，2016.

2）成人先天性心疾患の移行医療に関する横断的検討委員会：“先天性心疾患の成人への移行医療に関する提言”．日本成人先天性心疾患学会．http://www.jsachd.org/disease/ (閲覧日 2020/10/1).
jsachd_20180109_teigen.pdf

3）Kokkonenn J, Paavilainen T: Social adaptation of young adults with congenital heart disease, International Journal of Cardiology 36: 23-29. 1992.

4）文部科学省：「学校保健統計調査」年次統計　学校種別　疾病・異常被患率等の推移．
https://www.e-stat.go.jp/stat-search/files?page=1&ayout=datalist&toukei1
=00400002&tstat=000001011648&cycle=0&tclass1=000001020135(閲覧日 2020/10/1).

5）藤原寛，井上文夫，清沢伸幸：心疾患を有する児童生徒の体育指導についてのアンケート調査．小児保健研究58(5)：622-628，1999.

6）一般社団法人全国心臓病の子どもを守る会：心臓病児者と家族におとって必要な社会保障制度とは　生活実態アンケート 2018 調査報告書．http://www.heart-mamoru.jp/cgibin/apps/
front/index.cgi?view=news.Entry&pk=4067&fbclid=IwAR3LHejpZO7DhQjnrHkcKddIKEUxzVCRxw0y
CriOSED8FR9K5W5Queikqlw(閲覧日 2020/10/1).

7）古荘純一，柴田玲子，根本芳子ほか：子どもの QOL 尺度　その理解と活用．東京，診断と治療社，2014.

8）廣瀬幸美，倉科美穂子，牧内明子ほか：心疾患をもつ学童の QOL と背景要因－自己評価および代理評価による検討．家族看護研究16(2)：81-90，2010.

9）林佳奈子，廣瀬幸美，倉科美穂子ほか：思春期心疾患児の QOL の検討―病気認識，病気・身体や社会生活に関する悩みとの関連性において―．小児保健研究74(6)：904-913，2015.

10）高橋長裕：先天性心疾患における学童期から思春期以降の問題点と生活指導．小児看護31(12)：1613-1620，2008.

11）遠藤辰雄，井上祥治，蘭千壽：セルフ・エスティームの心理学 自己価値の探究．京都，ナカニシヤ出版，1992.

12) 林佳奈子, 廣瀬幸美：思春期にある心疾患児のセルフエスティームと病気周知, 相談相手との関連. 富山大学看護学会誌 13(2)：93-103, 2013.

13) 仁尾かおり, 藤原千恵子：先天性心疾患をもちキャリーオーバーする高校生の病気認知. 小児保健研究 65：658-665, 2006.

14) 林佳奈子, 桶本千史, 廣瀬幸美：思春期心疾患児が自分の病気について尋ねられた時の対応. 小児保健研究 76(1)：25-32, 2017.

15) 石河真紀, 奈良間美保：思春期にある先天性心疾患患児の疾患に関する自己開示とそれに伴う体験. 日本小児看護学会誌 9：9-16, 2010.

16) 成人先天性心疾患の移行医療に関する横断的検討委員会："先天性心疾患の成人への移行医療に関する提言". 日本成人先天性心疾患学会. http://www.jsachd.org/dise ase/jsachd_20180109_teigen.pdf(閲覧日 2020/10/1).

17) 宮本千史, 廣瀬幸美：先天性心疾患手術を受ける乳幼児を持つ母親の思い－術前に自宅療育経験のある母親の場合－. 日本小児看護学会誌 15(1)：9-16, 2006.

18) Utens EM, Versluis-Den HJ, Verhulst FC et al: Psychological distress and styles of coping in parents of children awaiting elective cardiac surgery. Cardiology in the Young10(3): 239-244, 2000.

19) 宮本千史, 廣瀬幸美：心臓手術中の子どもを待つ家族への術中訪問の実施状況に関する実態調査. 日本小児看護学会誌 18(1)：85-90, 2009.

20) 宮本千史, 長谷川ともみ：心臓手術中の子どもを待つ両親の満足度に基づく術中のケア評価に関する研究. 日本小児看護学会誌 21(2)：41-48, 2012.

21) 宗村弥生, 田久保由美子, 奥野順子ほか：先天性心疾患の子どもをもつ母親の医師からの説明に対する思いと対処. 小児保健研究 69(1)：31-37, 2010.

22) 青木雅子, 中澤誠, 日沼千尋ほか：母親が経験した『子どもの病状を理解する困難さ』：先天性心疾患児の母親におけるインフォームド・コンセント. 日本小児循環器学会雑誌 26(4)：290-297, 2010.

23) 須川聡子：先天性心疾患患者とその家族への支援に関する研究の概観と展望. 東京大学大学院教育学研究科紀要 49：285-293, 2010.

第6節　母子健康手帳交付時の妊婦個別保健指導から目指す切れ目のない子育て支援

富山大学学術研究部　地域看護学講座　助教　陶山公子

　私は、今日の母子保健のキーワードとも言える"妊娠期からの切れ目のない子育て支援"のあり方として、"どの方にとっても切れ目がない支援"ということが重要であると考えています。今、取り組んでいる研究は、母子健康手帳交付の場面で保健師が妊婦等に行う保健指導に焦点をあて「熟達した技能を持つ保健師が何を考え、どのように実践しているのか」を解明する取り組みです。この研究を通じて、妊婦個別保健指導等の母子保健サービスの提供を通じて、子育て支援に携わる保健師の実践能力が向上するという側面から、全ての妊婦・家族に馴染む切れ目のない子育て支援の実現を目指しています。

1．母子健康手帳と保健師

　"母子健康手帳"と聞くと、馴染みがある方は多いと思います。保健医療福祉の従事者でなくとも、自身やお子さんの母子健康手帳を手にしたことがある方も多いのではないでしょうか。母子健康手帳は日本で発祥し、原型となる妊産婦手帳は昭和 17 年から始まりました。母子健康手帳の特徴は、妊娠期から乳幼児期までの一貫したお母さんとお子さんの健康に関する情報が一冊の手帳に記録され管理されることにあります。また、その活用方法は、限定的なものではありません。妊婦や保護者が用いて自身やお子さんの健康管理に役立てるという活用のみならず、保健医療福祉の従事者が、継続性・一貫性のある支援を提供するために活用されます。このように母子健康手帳は幅広い活用方法を持つ非常に優れた母子保健ツールとして、今や世界中に広がっています。

　日本において母子健康手帳は、市町村が妊娠の届出をした者に対して交付することが母子保健法 16 条に定められています。近年、母子を取り巻く諸問題が複雑化、深刻化する中で、この母子健康手帳を交付する場は、届出書類を受け取り、母子健康手帳を交付するという「事務手続きの場」でなく、母子保健の担当者が妊婦・家族に接触する最

初の「子育て支援の機会」として注目されるようになりました。市町村に所属する保健師が母子健康手帳を交付し、同時に妊婦・家族に対して個別的に保健指導を実施する件数は年々増加していることが報告されています（厚生労働省）[1]。また、保健指導を実施する保健師が効果的に実施することを目指して、独自の面接ツールを活用したり、支援マニュアルを作成するなど全国で様々な取組みが盛んになされている現状もあります[2]。これらの現状から、妊娠期からの切れ目のない子育て支援の出発点で保健師が質の高い保健指導を行うことにより、その後に続く様々な子育て支援の効果をさらに高めていくことが期待されており、母子健康手帳交付時の妊婦個別保健指導で必要とされる実践能力の向上が強く望まれている状況であると考えています。

2．保健指導に暗黙知として埋もれる保健師の熟達した技能

　私がこの研究に取り組む大きなきっかけとなったのが、保健師として新任期の頃、私を指導する立場であった先輩保健師との出会いにあります。新任期の一年間は先輩保健師の保健指導を見聞きする機会が多くありました。私はいつも「先輩保健師のような保健指導ができるようになりたい」という思いを持っていました。先輩保健師のような保健指導は、保健師として経験を積むうちに自然とできるようになるはずと安易に考えていた面もありましたが、目標を早く達成したいという思いから思いつく学習方法を進めていきました。私が保健指導の実践力向上を目指して実施した方法は次の①〜④です。①保健指導実践マニュアルを読み込み、書かれた内容を手がかりにして実践する。②専門書や研修会で必要な知識を学習する。③先輩保健師や他の保健師の実践を見聞きして、良いと思う部分を手がかりに実践する。④所内事例検討会で他の保健師から教示を受ける。④については、実践力向上のための重要な機会との認識が所属機関では共有され、月に1〜2回の頻度で定期開催するという体制がすでに整備されていたこともあり、この機会を特に大切にしていきました。私は、ここで自分が実践した母子健康手帳交付時の妊婦個別保健指導、乳幼児健康診査後の電話による保健指導、アウトリーチ型の訪問指導などあらゆる援助事例を提出しました。

　自分が自身の保健指導と詳しくじっくり向き合うこと、他の保健師から教示を受けることは、とてもエネルギーを要します。しかし、保健指導の実践力向上にむけては効果

的な学習方法であると経験を通じて感じています。上記のように「先輩保健師のような質の高い保健指導」の実践を目指してあらゆる取り組みをしました。しかし、経験を積んだり、知識や手順を習得しても、自身の実践力が向上してきたという感覚や質の高い保健指導が実施できたという実感を得ることができず、質の高い保健指導の正体を問い続けてきました。この過程で現在の研究につながる疑問を持ちました。「先輩保健師のように熟達した技能を持つ保健師は保健指導という実践の中で、何を見て、何を考えて、何をしているのだろう」です。

先行研究では次の2つが明らかにされていました。①保健師がどのように保健指導を実践しているかについての詳細は明らかにされていない。②質の高い実践能力を獲得するための学習が困難である[3]。この①②を解明できれば、先輩のような質の高い実践ができるのではないかと考えました。しかし、解明は容易ではありません。その理由は、①「保健師がどのように保健指導を実践しているかについての詳細は明らかになっていない」に関して、保健指導の詳細については、実践した保健師も無意識の行為である場合が多く、また他者が客観的に全容を捉えることも困難と考えられているためです。これは、例えば、実践した保健師が質の高い保健指導ができたと認識していたとしても、その保健指導で活かされていた熟達した技能は、独自に身につけた勘やコツであり、習得方法も出現プロセスも不明であるため、他者に伝達・共有・教育することが困難であることも含まれてくると考えられました。したがって、保健師の熟達した技能は、不明確とされる保健指導という実践の中に暗黙知として埋もれている状況であると捉えることができました。

続いて、具体的に考えていくと、例えば、母子健康手帳交付時の妊婦個別保健指導の場合、客観的に概観すると、先輩保健師も自分も他の保健師も約30分程度の時間の中で妊婦に母子健康手帳を渡し説明を行っているという事になります。しかし、内面を詳しく探究していくと看護の実際としてあるものは、実践する保健師それぞれが個性や持ち味、技能を活用し保健指導を展開しているという本質ではないか考えています。

保健師の熟達した技能を解明するにあたり、次の2つに注目しています。①熟達した技能を持つ保健師は高度な「アセスメント」を行っている[4]、②看護の働きかけの過程は実践者が意識していなくとも、看護過程の要素から構成されていることが明らかにさ

れている[5]。ここから保健指導が無意識や直感的に行われていたとしても、看護過程を意識して開始から終了までの実践プロセスの全容を言語化し、看護過程に沿った分析を行うことにより、保健指導という実践の中に暗黙知として埋もれた専門的な技能を解明できるのではないかと考え取り組みを始めました。

3．質の高い妊婦個別保健指導から目指す切れ目をつくらない子育て支援

　私が今進めている研究は、保健指導に暗黙知[6]として埋もれる保健師の熟達した技能の解明を経て、質の高い妊婦個別保健指導に必要となる実践能力を明らかにする取り組みです。研究の現状としては、取り組みを始めたばかりという段階にあります。

　これまでの経過は、最初のステップとして、保健活動を通じて交流のある関係性が構築された先輩保健師と自身の保健師3名を研究対象者として研究を行いました[7]。このように対象者を限定して検証した理由は、保健指導そのものが言語化困難な不明確な事象であるため、事象を正確に再現し理解するためにデータ収集及び分析に十分な理解と熟練性が必要であると考えたためです。

　この研究の結果として、母子健康手帳交付時の妊婦個別保健指導において重要とされる実践能力として「質的な識別ができる能力」や「先の見通しを立てる能力」が明らかとなりました。「質的な識別ができる能力」については、例えば保健師が「妊娠おめでとうございます」という言葉をかけた時の妊婦の反応から保健師があらゆることを志向していたことがその内容とともに明らかになりました。

　また、これまでに自身が実践した妊婦個別保健指導や地区保健活動を通じて得た情報を思い出し、統合して判断していることも明らかになりました。さらに、看護過程に沿った検証を通じて、妊婦個別保健指導の構造が明らかとなりましたが、全実践プロセスのうち、第三者が客観的に把握や推測が可能であると判断された内容はほんの一部であり、先行研究が示すように熟達した技能の多くは暗黙知として埋もれていることを本研究でも確認されました。今後においては、更なる検証を進め熟達した技能を明確にしていくことを通じて、個人の身体が覚えている感覚的で個人的な技を他の保健師と共有できる形式知として発展させることを目指していきたいと考えています。

　保健師が質の高い妊婦個別保健指導を実践したいと向上するのは、全てのお母さん

やお子さんの健やかな妊娠・出産・子育てを願うためです。母子健康手帳はある時代には、生活物資不足に際し配給の実施に役立てられ、現代においてはお父さんが健康について理解を深め、子育てに積極的に関わっていくために活用するという視点も期待されています。このように母子健康手帳は時代と共に柔軟に改正され、どの時代においても全てのお母さんとお子さんの近くに存在し、健康を保持・増進するために活用されてきました。私たち保健師もいつの時代も全てのお母さんとお子さんの近くに存在すべきだと考えています。特に、心理的距離を保つことを意識していきたいと考えています。母子を取り巻く諸問題が深刻化し、支援の必要な方を支援の網の目から逃さないことを強く求められる時代においても、全ての妊婦・家族が妊婦個別保健指導の対象であります。私たち保健師一人一人が、十人十色の妊娠・出産・子育てに関する考え方、生活する地域の特性を尊重し、個別ニーズに多様に対応する保健指導を行うことで、その後に続く子育て支援を柔軟に展開していくことが求められると考えています。ある保健師は保健指導の際には全ての妊婦に対して「私はいつでもここにいるので、何かあったら連絡してください」という一言を必ず説明すると話しました。その保健指導から半年以上経過したころに、その後何年もたってその方から突然電話がかかってくるということもあるそうです。また、保健師＝母子健康手帳をもらったときに話をした市役所の人と覚えており、その後の支援がスムーズに進んだということもあります（図1）。

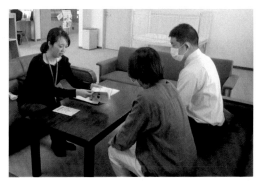

図1　母子健康手帳交付の場面で保健師が妊婦と夫へ行う妊婦個別保健指導

近年、妊娠期からの切れ目のない子育て支援を目指して、自治体・民間で様々な子育

て支援サービスのメニューが整備されています。それぞれが工夫を凝らし、とても魅力的な取り組みであると感じています。しかし、サービスがいくら充実しても、サービスを利用しない・利用できない対象が一定数存在し、支援の切れ目を埋められないことが課題[8]として挙げられています。この課題は一つの方法では解決することが困難な複雑な事象と捉えています。したがって私は、本研究での検討を通じて、保健師の保健指導実践能力が向上するという側面から、全ての妊婦・家族に馴染み、切れ目をつくらない顔が見える柔軟な子育て支援の早期実現を目指していきたいと考えています。

引用文献

1) 厚生労働省:地域保健・健康増進事業報告の結果について.
   https://www.mhlw.go.jp/toukei/list/32-19.html(閲覧日:2020 年 10 月 1 日)

2) 厚生労働省:母子健康手帳の交付・活用の手引き.
   https://www.niph.go.jp/soshiki/07shougai/hatsuiku/index.files/koufu.pdf(閲覧日:2020 年 10 月 1 日)

3) 川島みどり:看護技術とは何か. 看護実践の科学 40(9):61-67,2015.

4) 村嶋幸代, 伊藤民子:保健師の判断と支援内容を抽出する!関係者の連携と地域の変化に着目して. 保健師ジャーナル 61(9):822 - 823,2005.

5) 川島みどり:看護観察と判断(第 4 版). 東京, 看護の科学社, 18-32,2006.

6) 大崎正瑠:暗黙知を理解する. 東京経済大学人文自然科学論集 127:21-39,2009.

7) 竹田(陶山)公子:母子健康手帳交付時の妊婦個別保健指導における保健師のアセスメントの特徴. 第 16 回日本地域看護学会学術集会,2013.

8) 佐藤拓代:子育て世代包括支援センターと切れ目のない支援とは. 小児保健研究 77(4):319 - 321,2018.

第6章　それらのための「まなび」について・・・

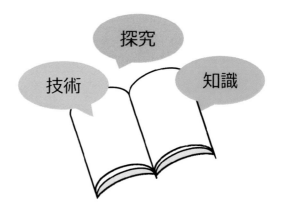

第 1 節　看護の実践知を共有するために

富山大学学術研究部　基礎看護学 1 講座　教授　西谷美幸

　私の研究史は、大学時代の卒業論文で、患者さんに「良い看護師」についてインタビューをしたことから始まった。それは、患者さんからの‘看護婦さんには、忙しそうで申し訳なくてこんなこと言えないわ’‘あなたが来てくれるのが待ち遠しくて’といった、知識も技術も未熟な自分自身に求めるものは看護の範疇なのだろうか？それはいったい「何」と考えれば良いのか？といった疑問だった。その素朴な「問」が、看護師として実践家になった時も、看護の基礎教育に移り教員として研究をしていく上でも骨幹にあり、その「問」への答えを求めて理論や研究方法を志向していった。それは、看護実践において、見て取ることのできない人との関わりや個々の心の動きを大事にしたいと、患者と関わった日々であり、その価値を看護として明らかにしていきたいと探究する方向であった。

　そして、その「問」に応えてくれたものが、看護の理論家として目に見えない認識を扱うことに挑んでいる薄井坦子 [1] の看護理論であり、看護実践を丸ごと扱う研究方法であった。

1．研究方法の紹介

　看護学は、人間科学における看護という実践の科学であり、看護実践が学問の対象である。もちろん、基礎科学としての看護の要素に関する研究の積み重ねが、知識体系を豊かにしていく。それと同様に、看護実践そのものを探究していくことで学問の全体性が明らかになっていく。しかし、看護実践という流動的で複雑かつ一回限りの現象を研究の対象にしていくことはとても難しい。そのために、看護学の研究方法は多岐にわたることになる。では、その難しい「看護実践そのもの」を対象に理論を構築した、薄井坦子の研究方法について紹介していこう。

（1）何が明らかになるか？

「看護実践の価値を表現できる」

　看護は、看護を必要とする人々に対峙した時に、看護者がその状態や状況をみてとり必要だと判断した思考に基づいて行動し、その相手がアプローチを受けとり反応を返す、といったプロセスの繰り返しである（これを看護の「原基形態」と表現する）。もし、「なぜか、あのナースが関わると患者さんがやる気を出す」や「どのように看護をしていけばよいか難しいと思われていたケースが、自分の力を発揮できるようになっていった」といった看護実践に対して、その構造と根拠が分かれば、多くの看護者がその実践の「知」を活用することができる。それによって、多くの苦しんでいる人々を救うことにつながる。

　つまり、看護の実践現場、看護教育の実践現場で日々展開されている看護者の「実践知」を理論として取り出し、それを広く発信し、共有することで研究と実践を循環させていくことになる。それは、まさに社会の要請に応えるものとなり、看護専門職としての価値を社会化することになる。すべての人々の健康に寄与していくための専門職者として、行わなければならない重要な社会的価値である。

（2）どのような研究方法か？

　看護実践の価値を表現するには「個別の看護現象を、看護の原基形態に沿って記述すること」を前提に、その中にひそむ看護の論理を抽き出し、その論理が看護学上どのように位置づけられるのかを明確にすることであると、薄井は述べている[2]。また、その研究方法について、看護現象を研究とする学的研究であること、看護実践という流動的で複雑かつ一回限りの現象を研究の対象にしていくにあたり、研究対象を対象そのもの（看護実践そのもの）として誰もが扱い得る記述で再現すること、看護師個人の認識を浮き彫りにできる記述をしなければならないこと、そのためにプロセスレコードを活用して自己の実践事例を記述し、看護の目的に照らして論理を抽出すること、と研究方法を提示している。もう少し詳細に述べると、看護実践のプロセスを時の流れに沿って、「看護者の捉えた患者さんの言動」「看護者の認識」「看護者の言動」を含めて記述していくことになる。次に、再現した記述が、読み手にイメージできるか、認識と言動に矛盾や乖離がないかを吟味し、過不足を修正してデータとする。

　次に、データ化した記載について分析する。これは、事実関係から「つまりどういうことか」と抽象化（科学的抽象）していく作業である。その際に、これ以上具体性を捨象してしまってはそのものの本質をゆがめてしまうという限界を知って、抽象化をすすめることがポイントである。分析の表現は、研究目的に照らして抽象化していくこと、看護の本質に基づいて事実の意味づけをしていることが重要で、それらを通して全体としての看護実践の構造を明らかにして論理を取り出していく。

２．研究の実際：実践知を表現する

（１）研究の具体例

　実際の研究方法および内容について、筆者の博士論文[3]を紹介し、研究方法とその知見を以下に示す[4]。

【テーマ】　'看護者としての育ち'からみた基礎看護学教育の評価

【研究目的】

　一貫した看護理論に基づく自己の基礎看護学教育における教育実践を分析評価し、今後の教育指導デザインの仮説を抽出することを目的とする。

【研究対象】

　基礎看護学の責任教員として着任2年目から3年目にかけて行った一連の看護理論に基づく「基礎看護学」の教育実践過程とする。すなわち，講義・演習における教育実践過程、および学生が自らの学習内容を自己評価できる授業科目と位置づけた臨地実習において、「基礎看護実習」で直接実習指導を担当した学生11名の臨地実習過程、および着任2年・3年・4年目に行った4年次生への「総合実習」で直接実習指導を担当した3年間の臨地実習過程とする。

【研究方法】

　教育実践過程から教育上必要だととらえた事実を、授業資料および指導内容から取り出し、目にとまった事実・教育者の認識・実践・結果および学生の反応を記載する素材フォーマットを作成した。次に、「基礎看護実習」の学習過程の中から、学生の看護者としての育ちを示す事実を学生の実習記録および行動から取り出し、事実・学生の描い

た像・学生の行動・教員の認識を記載する分析フォーマットを作成した。それに対し、先行研究から得られた実習の「評価モデル」を使って分析評価した。さらに、同様の視点をもとに、学生全員の実習過程の分析評価を行った。また、同様の視点をもとに「総合実習」での実習過程の分析評価を行いそれぞれの評価結果を比較検討した。

【研究結果】

看護理論の教育実践では、学生が看護の視点で対象を見つめられることを目指して教材化し、その評価を個別に行い、次の講義や演習での教材化や補習で強化を行っていた。また、看護者の行為になるように基本技術のとらえ方や繰り返しの訓練を行い、個別の修得状況を確認し強化していた。これらをもとに実習への到達目標の達成状況を確認し、実習に備えては、学生一人一人が学習したことをもとに患者への看護が実践できるよう、環境を整え、臨地実習の方向を示した。

「基礎看護実習」では、学生が患者の情報を増やしながら全体像を豊かにしつつ、患者に直接かかわることにより全体像をつくり変えていた。また、つくり変えられた全体像をもとに小さいながらも学生自らの持てる力を差し出し看護していたプロセスを確認できた。さらに、全体像がつくり変えられ、学生の持てる力を差し出すことにつながる現象が、看護理論の方向性と一致していることが明らかになった。つまり、学生の看護者としての視点と取り組む姿勢に対する一貫性を見出すことができた。そこで、同様の視点で全学生の基礎看護実習を評価したところ、ほぼ同じ傾向が見て取れた。また、4年次の「総合実習」では、着任2年目では患者の情報の確かさと具体的なケアが別々に進み、着任3年目では半数強が全体像のつくり変えから個別のケアへ進み、着任4年目では程度の差はあるが全員が情報の豊かさから個別なケアへ進む傾向が見て取れた。

（2）研究・実践・教育の循環

看護学の大学院教育においては、看護者の認識を扱う研究を指導し研究を重ねてきた。数例を紹介すると、スペシャリストの実践知として、脳卒中リハビリテーション看護認定看護師への半構成面接から、遷延性意識障害患者の反応に関するとらえ方の特徴および関わりの特徴が明らかになり、臨床での看護実践に対する示唆が得られた。また、就業継続について看護観の形成過程から明らかにした研究では、中堅看護師の心に残って

いる患者とのかかわりについて就業継続の視点から半構成的面接を行い、現場での看護実践の核となる中堅看護師の就業継続に対して、本務である看護実践へのやりがいと言われる内容を明らかにした。さらに、教育に関する研究指導として、基礎看護学実習において看護教員を対象に、看護学生の強みを捉え実習に活かす視点を明らかにした。これらの研究活動は、いずれも看護者がどのような現象に目をとめ、対象にどのようにアプローチをしているかを明らかにしようとしているものである。

また、看護の実践能力としてその根幹となる「看護観」の主要概念として、看護師が認識する「患者の持てる力」について文献レビューを行った[5]。看護師が患者さんの「持てる力」を捉えようとする時、そのすべての根底には、患者さんの生活を可能な限り本来の形、より良い形に近づけたい、という意図がある。このような現状から見えてきた患者さんの「持てる力」が発揮できるか否かの相違は、まさに看護者の見極めにかかっている。そして、その看護実践能力の側面こそが、現場での看護者の育成および、看護学教育において意義のある概念であることを示した。

次に実践においては、臨床の看護者とともにこの理論および研究方法を活用し事例検討を行っている。

それは、看護実践や教育実践の現場において、実践が困難な事例、「何かできたのではないか」と心残りな事例、より良い看護や教育への示唆を得たい事例などについて、個人や組織単位で行っている検討会である。そこでは、実際の現場から出された事例に対して、検討目的に沿って事例の詳細な事実を確認し、理論を活用して対象と状況の理解を深め、必要な看護の方向性を見極めた後に、看護（教育）実践の意味を取り出し、より良い実践の方向性と具体的な提案を検討している。ここで大事なことは、事例提供者の目的に対して根拠を示し応えることであり、ここから実践への活力が生じることである。

実践において、より良い看護、より良い看護教育を追求する方法と、看護の実践知をとり出す方法がかさなり、取り出した実践知を現場で使い、検証し、さらなる課題が焦点化することで、研究すべきテーマが明確になってくる。このような循環をつくることが、実践の科学としての発展の方向であると信じて今後も研究を続けていきたい。

引用文献

1) 薄井坦子：実践方法論の仮説検証を経て学的方法論の提示へ－ナイチンゲール看護論の継承とその発展－．日本看護科学会誌 4（1）：1-15，1984.

2) 薄井坦子：科学的看護論．日本看護協会出版会，初版 1974，改定版 1978，第 3 版 1997，一部修正 2004.

3) 西谷美幸：'看護者としての育ち'からみた基礎看護学教育の評価．富山大学看護学会誌 12（1）：11-35，2012.

4) 西谷美幸：基礎看護学教育における教育指導デザイン開発への試み－看護専門職としての育ちをめざして－．宮崎県立看護大学大学院看護学研究科博士後期課程，2011.

5) 平野貴和子，西谷美幸：看護師が捉える患者の「持てる力」に関する文献レビュー．富山大学看護学会誌 18（1）：47-58，2019.

第 2 節　国家試験の学習支援ツールと技術

富山大学学術研究部　成人看護学 2 講座　准教授　梅村俊彰

1．はじめに

　看護師国家試験（以下、国試）は年 1 回、2 月中旬の日曜日に実施される。1950 年（昭和 25 年）の第 1 回以来、2021 年（令和 3 年）には第 110 回を数える。問題は全 240 問あり、午前と午後の 2 つのブロックに分かれる。四肢択一や五肢択二といった多肢選択式問題（Multiple Choice Question; MCQ）が主であるが、計算問題も出題される。必修問題、一般問題、状況設定問題の 3 種類があり、配点が異なる。

　看護学生にとってゴールであり、看護師としてのスタート地点となる。教員としては付き合い方が難しいが、最低限教えるべき内容といえる。

2．学習支援ツール

　国試問題を元に、学生の学習に役立てるドリル（https://square.umin.ac.jp/tt）を作成している [1]。過去問の出題と採点を行う簡単な機能を持ち、選択肢の順序が変わることで繰り返し練習できる。

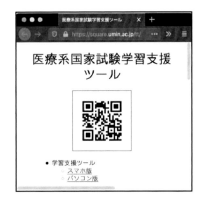

　国試ドリル自体は珍しくない。毎年、新しい参考書があり、予備校の Web ページやアプリでも数多く見つかる。しかし、商業的に公開されるものは有料であったり、個人情報を要求されたりする。単純に問題を一覧して解きたい、という用途に合うものがなかなかなく、このドリルを作成した。

　学習支援ツールに、解答だけでなく解説を望む声がある。一番は解説データの準備がネックであるが、解説の断片的な知識でなく、自身で調べ、より深く学習して欲しいという思いもある。

国試の問題と解答は、厚生労働省のサイトでPDFファイルとして公開されているが、検索には難がある。そのため、ツールは、教員が国試問題を活用するのにも役立つ。

3．能力テスト

学習支援には、学習者の能力を測ることが重要である。能力測定に、テスト理論を使うことができる。項目反応理論、特にラッシュモデルはシンプルな定式化であり、回答データから学習者の能力と問題の難易度を同時に推定できる。本来、国試が測るのは看護師としての基礎知識であり、多面的な能力であるが、必修問題に関して一因子の能力があると仮定し、最尤推定するツールをPerlで作成した。

テスト理論の応用として適応型テストがある。学習者の解答状況に合わせて適切な難易度の問題を出題することで、より早く、正確に学習者の能力を測定する。コンピュータを利用することで、リアルタイムで行う適応型テスト（computerized adaptive testing; CAT）を実現できる。必修問題に関するCATを実験的に作成したが[2]、リアルタイムでデータを扱う点で技術的なハードルもあり、公開には至っていない。

4．学習管理システム（LMS）

学習支援に、学習管理システム（Learning Management System; LMS）を利用することが考えられる。LMSは学生管理やテスト機能、成績管理など、教育に必要な機能を備えており、富山大学ではMoodleが稼働している。放送大学ではMoodleによる看護師国試の学習支援ツールがあり、同様のことができるはずだが、技術力の問題から果たせていない。

単純に、国試をMoodleで活用できるよう、問題データをインポートすることを考えた。既に富山大学の情報基盤センターで、自作問題をMoodleにインポートする変換ツールは作られているが、多くの問題をまとめて変換するには不向きである。そこで、国試問題をMoodle XMLフォーマットに変換するツールをPerlで試作し、学習支援ツールに実装した。これにより、国試問題を検索し、選

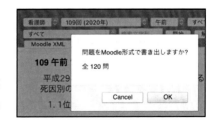

んだ問題を Moodle に取り込むことができるようになった。オンライン授業に伴い、Moodle の利用が増えたことで、ツールの価値も高まったと考えられる。

5．国家試験出題基準

看護師国試は国家試験出題基準に基づいて出題されている。国試の出題の根拠であり、科目・大項目・中項目・小項目に分かれている。国試問題を出題基準と対応付けることで、体系的に類似問題をまとめることができる。

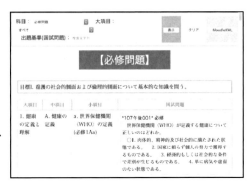

これを Web アプリとすることで、出題基準から対応する問題を調べたり、国試問題から属する出題基準とそこに含まれる問題を調べたりできる。最初の対応表を、平成26年（2014年）の出題基準と数年分の国試問題について作成した[3]。その後、新しい問題を追加しつつ、平成30年（2018年）の出題基準に改めた。

Web アプリでは、必修問題を専門科目にも配した。必修問題は独立した科目であるが、教育の視点では各専門科目の基礎といえる。そのため、専門科目の中にも必修問題を含めて表示するようにした。

出題基準と国試問題の対応は厚生労働省からは公開されておらず、参考書は出版社独自の見解に基づく。しかし、自作した対応も含め、大部分は似ており、妥当性はあると考えられる。また、出題基準自体に、複数の分類に類似の項目を含むなど、整合しない部分もある。ともあれ、学習に役立つことを第一とし、Web アプリとしたことで、広く検証できる土台となる。出題基準は3-4年に一度改定されており、遠からず次の出題基準が発表される。新しい国試問題を出題基準に分類すること、出題基準の中で問題のまとまりを確認すること、縦横の目で更新していきたい。

6．テキストマイニング

テキストデータとした国試問題に対して、テキストマイニングを行うことができる。

テキストマイニングでは、文章を単語に分けて分析することで、人の読解とは違った文書の特徴を明らかにできる。その基礎となるのが形態素解析である。

テキストマイニングにより、類似問題を探すことができる。形態素解析で単語の集まり（bag-of-words）とした問題について、コサイン距離で類似度を測ることができる。また、テキストマイニングでは word2vec のような分散表現が話題となっており、別の視点から問題の構造が見えることが期待される。

テキストマイニングの応用として、経済連携協定（Economic Partnership Agreement : EPA）に基づく外国人看護師候補者（以下, EPA 候補者）向け国試に着目した。2007 年（平成 19 年）から EPA に基づき、インドネシア・フィリピン・ベトナムの看護師候補者が国試を受験するようになった。そのため、国試の全漢字へのルビや、疾病名への英語併記などの配慮が行われている。このルビ付けと英語併記を自動化できれば、EPA 候補者に向けた学習教材の作成が容易になると考えた。形態素解析により単語のよみが得られ、これをルビとして付ける。

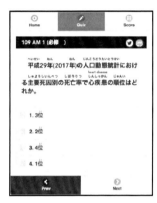

ルビ付けと英語併記を行い、EPA 候補者向けの国試ドリルとして公開している 4)。表示されるメニューを英語とし、Web フォントを用いたことで、国外から日本語環境のないパソコンでも利用できる。また、ルビ付けの過程から国試に現れる医療用語とそのよみが、英語併記の実態から国試に登場する疾患と人が、明らかになった。

7．Web 技術

学習支援ツールでは、HTML、CSS、JavaScript といった Web 技術を用いている。インターネットにつながる環境であれば、Web ブラウザから使うことができる。パソコンやスマートフォン（以下、スマホ）のネイティブアプリとすることは、機種や OS の変化も早く、技術的なハードルが高い。できるだけ標準的な技術を利用したいと考えた。

スマホは学生に広く普及しているが、パソコンとは異なるインターフェース、小さな画面、限られた計算能力や通信環境といった特性がある。学習支援ツールも、フレーム

ワークに jQuery Mobile を用い、スマホに対応した。しかし、その後、このフレームワークは更新が滞っており、検討が必要である。

学習支援ツールでは、Google アナリティクスを利用して、アクセスされた問題と回答データを集積している。利用データは増えてきており、傾向を明らかにしたい。

Web 技術の応用として、スマートスピーカーがある。Web アプリをクラウド上で動作させる一例として、国試ドリルをスマートスピーカーの音声アプリとした[5]。音声インターフェースによるドリルであったが、学習効果は限定的と考えられた。

8. 医療系国家試験

医療系国家試験は看護師国試と同様、多肢選択式問題が主であり、学習支援ツールを、保健師、助産師、医師、薬剤師に拡大できる。保健師国試、助産師国試は、問題形式は看護師と同じであり、問題数はより少ない。医師国試は、2日間で全400問が出題される。1問の分量が多く、画像も多用される。看護師にない問題形式もあるが、遅れて看護師国試にも取り入れら

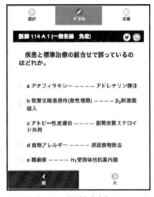

れる印象がある。薬剤師国試は化学式があり、数式も多く登場する。学習支援ツールをこれらの資格に広げたことで、資格を横断して問題を検索できるようになった。

国試問題の検索に、辞書の検索ソフトを利用することを考えた。国試問題を、辞書データの規格である EPWING とすることで、既存の検索ソフトを利用できる。検索ソフトは多彩な検索機能を備え、内蔵の辞書データを利用するため、インターネット接続を要しない。国試問題を EPWING に変換するツールを作成し、看護師国試と医師国試について EPWING データとした。

また、資格では、看護師と看護婦とを分けた。2002年（平成14年）に看護婦（士）から看護師に呼称が変わった。受験目的には看護師以降の学習で十分である。一方、看護婦国試は、男子と女子で問題が異なるなど、その変遷が興味深い。第1回（1950年）の国試から扱いたいが、古い資料の入手が難しい。OCR 技術も進んでおり、機会を見つけて行なっていきたい。

9．おわりに

　看護師国試のドリルから、学習支援ツールは様々に展開した。学生向けに不足もあるが、教員にとってシンプルに問題を活用できるツールである。ツールは自作であり、そのことで長期に渡って維持できたと考える。

　毎年、ゴールデンウィークの頃、新しい国試問題を追加している。そろそろ手が回らない感もあるが、看護師に切り離せない国試であり、今後も付き合っていきたい。

　最後に、国試問題を用いた遊びとして、偶然短歌とワードクラウドを示す。
「外出し 帰宅できずに 警察に 保護されることが 頻繁になった」（92PM31）
「医師の指示が ある場合でも 看護師に 禁止されている 業務はどれか」（105PM5）
「看護師の 対応として できることと できないことが あると伝える」
（103bPM109）

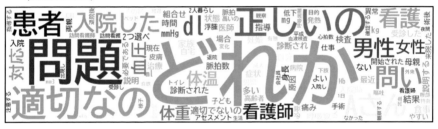

引用文献

1) 梅村俊彰：自己学習のための医療系国家試験学習支援ツールの開発．富山大学医学会誌, 29 (1)：30-34, 2018.

2) 梅村俊彰：看護師国家試験問題を用いた適応型テストの開発．第14回富山大学看護学会学術集会；富山 2013.

3) 梅村俊彰, 吉崎純夫：看護師国家試験出題基準から過去問題への参照ツールの開発．日本看護研究学会第43回学術集会；愛知 2017.

4) 梅村俊彰：EPA看護師候補者のための国家試験学習支援ツールの開発．富山大学医学会誌, 29 (1)：35-39, 2018.

5) 梅村俊彰, 吉崎純夫：スマートスピーカーにおける看護師国家試験必修問題の学習支援ツール作成の試み．第19回富山大学看護学会学術集会；富山 2018.

第3節　大学院研究テーマのパラダイムシフト

富山大学学術研究部　人間科学1講座　教授　金森昌彦

　富山大学医学部看護学科は 1993 年に医学部に併設され、同じ理念の枠組みで、看護教育の中に「和漢医薬学入門」や「東洋の知と看護」などを組み入れた授業を展開し、1997 年には大学院修士課程（看護学専攻）が設置された。これらの取り組みにより 2008年には国際学会（The 3rd International Conference on Traditional Nursing）を主催するなど社会的貢献も行ってきた。ここでは令和4年に改組される大学院博士前期課程において、大学院研究の社会的還元という視点に立ち、自著[1]をもとに看護学科における今後のさらなるアプローチを模索したい。

1．東西医学の融合とその文化的背景

　杉谷キャンパスの理念である「東西医学の融合」というテーマにおいて、具体的に何を目指してきたのかを再考したい。これには医学、看護学、薬学の立場で分けて考える必要がある。医学科では東洋医学的診断学体系、和漢薬処方および代替療法がその対象となり、薬学では従来からの和漢薬研究、新規和漢薬開発などが挙げられる。いずれも新たな治療の選択肢としての可能性を持ち合わせており、ここでの「融合」という意味合いは診療手段の拡大につながる。例えば経験的に使用されていた生薬の中に特定の病態や疾患に対する有効成分が証明される、さらに新たな薬効が見出されるなど医学の進歩に寄与する可能性は大きい。薬都富山における杉谷キャンパスの史的変遷において、薬学、医学、看護学の順に教育環境が整えられてきた。東西医学の融合という視点では和漢薬など東洋医学的なアプローチを基盤とする医学薬学が最も適すると考えられ、旧富山大学から富山医科薬科大学へ移管した黎明期の理念としては望ましい。ただ、その性質上、全ての診療科がこれを目指すことはできなかったし、東洋医学的代替療法の中には鍼治療や按摩・マッサージなど現時点では科学的根拠に乏しいとされる医業類似の治療（有資格および無資格のものを含む）もあり、これを医学的治療における同等の選

択肢として取り入れていくか否かは賛否両論であったと思われる。

　さて、看護学における東西医学の融合とは何を目指せばよいのであろうか。これまでは「自然治癒力を高める看護実践」を主眼にケアを志す教育を行ってきた。しかし看護師が有資格の東洋医学的代替療法に踏み込むことには限界があり、東洋的な治療技術と西洋的な治療技術、すなわち治療技術同士をマッチさせるという和洋折衷型医療の展開には直結しにくい側面があった。看護の教育課程にこれらの国家資格を得る教育課程の併設があれば、意義のある選択肢であったかもしれないが、たとえ伝統的な手法であってもすでに国家資格やそれに代わる既存の団体が認定する機構がありそれぞれの立場での専門家をすでに育成してきた経緯がある。さらに、これまでの保険診療においてこれらの代替医療が認められにくい状況が続いてきたことも挙げられる。

　そこで視点を変えて、患者に対する「包括的思考—すなわち東洋の知」と「科学的技術—すなわち西洋の技」を看護ケアに組み入れるという考え方で東西医学の融合を図るという考え方もあった。この発想は近世の「学問に道と芸あり」に由来する [2]。すなわち道とは人格形成の道徳であり、芸とは食べるための術（習い事）である。この二つを習得して一人前であると。後にこの言葉は「東洋の道徳、西洋の芸術（科学）」に転化し、和魂洋才（わこんようさい）という考え方の基本になった。すなわち「西洋」を取り入れるのは技術面で、「東洋」が存在するのが精神論、いわば次元が異なるところに「東と西」があり、これらを融合するという考え方である。治療手段の選択よりも患者のケアが中心となる看護領域においてこの考え方は馴染みやすい。しかし看護学自体がもともと全人的医療ないしはホリスティック的な発想をとりいれた患者相手の実践学であり、西欧における看護学においてもすでに東西医学の融合と類似の精神が最初から存在している。

　東西医学の融合から考えると、和魂洋才の考え方はどこまでテーマの主軸となりうるだろうか。「和魂」という言葉に対して、例えば五木寛之氏は現代の日本人がこの「和魂」という意味を忘れてしまっているのではないかと指摘している [3]。それは日本のジャーナリズムが都会の表層だけを扱い、日本人の信仰心—そこまで大げさではなくとも生活の中に「習慣化している大切な魂といってよいようなもの」を持たなくなってきたと指摘し、国民自体もそのように見ている人が多いのではないかと述べている。明治

維新以来、この国の近代化の流れの中で「和魂」といえるべきものを失ってきたという
のだ。欧米をはじめとする諸外国はいつの文化の変遷においてもその土台ともなる宗教
的感覚を大事にしてきたが、日本は国際化のかけ声の中で、それを見失っていたかもし
れない（注釈：宗教を持たない日本人にとって、その感覚が「無」であるとは述べてい
ない。いわゆる「生活習慣の中の民俗宗教」や「敬愛の念」などがそれに代わるものと
して存在する）。しかも「洋才」には「洋魂」があって当然で、そこには西洋文化の精
神的土台がある。今さら、その土台だけ取り換えようとしても難しいのではないかとい
う考え方である。また「和魂」にこだわるのであれば「日本人の魂」とはどのようなも
のかという抽象的な命題に答える必要もでてくることが問題点として生じる。

　一方、東西文化の融合は医療に限らず、あらゆる分野でこれまでにも論じられてきた。
ヨーロッパ思想とアジア思想の谷間あるいは鋭角的な接点でもある日本において、知識
人はそれぞれの問題意識を持ってこのテーマと取り組んできたといっても過言ではな
い。文学における夏目漱石や森鴎外はもとより、少し大げさに言えば近代日本の統一的
意識は政治、経済、科学などあらゆる分野の発展において、この「東と西」という局面
の中で議論され、様々に揺れ動いてきた。両者を比較してその差異を指摘しようとする
試みはすでに多く行われ、むしろ古色蒼然たるものかもしれない。確かに医療の領域に
おいても同様で、「東と西」の差異を分析して、「非合理的」と「合理的」、「総合的」と
「分析的」、「静的」と「動的」などのカテゴリーが抽出されるだけなら、そのような研
究に対して誹りをうけるのは当然で、看護領域において新たな展開は得られにくい。

　すなわち、これまで行われてきたものとは異なるアプローチでの切り口を求めるので
あれば、看護領域における東西医学の融合という意識から何らかのパラダイムシフトを
考えることが新たなブレイクスルーに繋がる。

２．社会支援のための責任のあり方

　このような場合の社会的責任はどのような形で存在しているのだろうか。これは企業
が担う社会的責任（いわゆる Corporate Social Responsibility: CSR）とは異なり、医療や保
健の事業方針は公的要素が強いため医療対策の責任は行政が負い、その実践者としての
役割を医師や看護師が担ってきた。そのため医療者は患者個人に対しての個別対応には

経験を積んできたが、地域の行政に対しての新たなアプローチをあまり実践してこなかったように思われる。看護師としての専門性という意識は高いのに、その内容が一般県民に可視化されていなかった面もあるのではないだろうか。医療者は日進月歩の医療の変化に追従することに時間がとられ過ぎているのが実状で、第二次世界大戦後の終戦後の昭和の時代（およそ 20 世紀後半）における看護職は病院という閉ざされた空間の中で内側を向いて歩いてきたのかもしれない。

　しかし、2011 年の東日本大震災は国民の価値観を変えた。政府、企業や集団が何らかの責任を感じるから行動するのではなく、社会貢献を第一義として社会とともに新たな価値を生み出していく考え（いわゆる Creating Shared Value: CSV）に変化したのである。すなわち CSR のように責任だけが最初にあると、リスクの負担から行動制限が生じるし、責任回避のために何もしないという本末転倒が生じてしまうからだ。医療でいえばその考え方が萎縮医療となり、医療からの逃避に陥っていくことに等しく、その社会的損失は大きい。別の見方をすれば医療者が多忙のため逃避的対応をしてしまうのも CSR 的な考えを中心に持っているからである。医療行政がこれをカバーできなかったために、国民の期待が高くなる反面、救急医療や産科医療の萎縮を招いた。しかし 21 世紀初頭においては医療の不確実性が「見える化」され、倫理的なインフォームドコンセントの広まりにより、国民が医学・医療の知識を理解して共有することができるようになった。もっともこれには情報技術の進歩が大きくかかわっている。

　現時点では医療者の社会的責任は医療行為における倫理的な側面に強く求められているといっても過言ではない。しかし企業の在り方と同じように、医療においても CSV の考え方は重要であり、かつ新たな活路を見出すものと信じている。特に看護領域からこの転換（CSR から CSV へ）を発信したいものである。

３．看護研究の方法論からの一考察

　看護研究の手法には大きく質的研究と量的研究がある。両者の研究手法はいずれも長短がある。質的研究は一人ないしは少数の対象（その多くは患者）を分析し、いくつかの事象を導く。いわゆるカテゴリーを抽出するという作業が行われるが、あくまでも少数例を分析した結果であるため普遍性という意味では劣る。しかし本来この研究手法

は普遍性を求めるより、見落とされがちなカテゴリーを浮き彫りにするという利点がある。一方、量的研究は一つの事象について数多くの対象からデータを収集し統計分析するため、ある程度は普遍的な結論が得られやすいが、結論に合わない事象や症例は例外として無視されていく。このことを図式化して考える（図1）。例えば対象を横に並べ、事象を縦に並べるという形で考えれば質的研究では縦方向の分析をしているのに対し、量的研究では横方向の分析をしているに過ぎず、どちらも対象の全貌は把握できない。

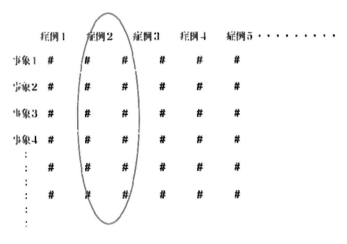

図1　質的研究と量的研究のイメージ
　質的研究は縦楕円、量的研究は横楕円のイメージである。

　いずれの研究手法もそれぞれの欠点を補う努力が必要で、質的研究では対象の数を増やし、量的研究では事象の数を増やすということになるのだろう。しかし、このような考え方は共通項とともに例外を増やす結果となり、漠然とした研究の結論に終わる可能性も高い。臨床に置き換えて考えてみると看護師は個々の患者を対象として深く追及することが必要とされるため質的研究が好まれ、医師はより良い治療のために少しでも普遍的な結果を得たいがため、量的研究の成果を求める傾向にあったのだろう。しかしこの差異が医療者として同じ患者を対象にしていても、見方を変えることになる。
　この差異について実例を挙げて考えてみたい。例えば末期がん患者の終末期に際して

の両者の対応を考えればより具現化できる。医師は命を救うために自分のすべきこと、できることを忠実にこなそうとするが、その治療効果が認められなくなると落胆するとともに治療への意気込みが低下してしまう。分析的かつ合理的思考の西洋型医師にはお手挙げ状態で、いわゆる「匙を投げた」ということになるのだろうが、看護師はこのような状態であってもさらなる力量を発揮しうる。これまでの患者・家族との関わりから得た情報を最大限引き出し、誠心誠意の対応をしている姿には質的研究と同じ思考過程が求められている。これは私的な経験論ではあるが、このような背景をもとに看護研究のアプローチを考えると、看護における質的研究の価値は高いと思う。しかしそこから共通項を求めたり、統計手法を重んじると、やはり少数派の存在が無視され、一隅は照らされないのである。質的研究は少しでも「社会的視野の中での研究をして、より普遍的な結論を導く」ことが大切であると感じている。また研究手法そのものも盲目的に従来の方法に固執せず、同じ研究材料から複数の研究者が独自にカテゴリー抽出するなどの工夫をして、その研究結果の客観性を高めることを考えるとか、結果の相同性や差異を検討するなどの前向き研究（prospective study）を積極的に取り入れるなど研究者個人の主観によるバイアスを可能な限り取り除く方策が望まれる。一方、量的研究では統計学だけに頼りすぎず、交絡因子の検討や、コントロール群の設定を正確に設定しなければならないことは言うまでもない。

4．社会支援看護学という考え方

　そこで、これらの現状から今後、看護学がどのような方向性を求めていくかについて提言をしたい。これまで述べさせていただいたことはいずれもが「社会」という対象がキーワードになってきた。看護実践の対象、看護研究の対象のいずれもが個人だけではなく、社会の存在へつながっている。これまでの医療の史的変遷において皮肉にも戦争という社会的背景が医学や看護学を発展させてきたわけだが、戦後の日本社会において「病院内の患者個人に対する看護」を中心に発展してきた。確かに近年は地域看護学教育を基盤とする保健師活動という社会的アプローチも進められているが、今後の少子高齢化社会に対応できるほどその方向性は国民に可視化されてはいない。大学で保健師教育を充実させても、行政における保健師、看護師の雇用があまりにも少ないからである。

すなわち社会にもっと目を向け、医療に関する専門知識や経験・技術を生かしていく新たな活躍の場を展開して行きたいところである。指導的立場にある行政のほか、「心身の健康維持」のために会社、教育現場など様々な集団において多方面で活躍することが望まれる。個人の患者のみではなく、「社会全体を支援する看護学」へ発展させていくべきであろう。

　看護における東西医学の融合とは患者個人における治療手段としての融合ではなく、また和魂洋才という考え方にも留まらず、「社会支援のための医療文化の再構築」という意味合いで考えてみてはどうであろうか？これまで杉谷キャンパスが理念として邁進してきたことを基盤に看護学からみた医療供給のありかたを論ずる分野の開拓を薦めたい。少子高齢化ならびに核家族社会である現在、身内に頼ることができない状況があまりにも多いことを考える時、社会としてバックアップしていかなければならないことを認識しなければならないが、少子社会である以上、少ない人材でいかに効率的に対応すべきかを考える意味で、学問的介入が迫られている。看護の大学院研究の原点は「社会に還元できるものにすること」が重要であり、その人材が社会資本拡大へとつながることは間違いないと思う。すなわち東西医学の融合の理念をいかに看護学科に取り込むかという枠組み作りではなく、具体的にどのように社会貢献していくかというテーマにパラダイムシフトしていく必要があろう。これが保健領域の SDGs につながっていく。

5．エンドオブライフ・ケアへのパラダイムシフト

　古代インドでは、人生を学生（がくしょう）・家住（かじゅう）・林住（りんじゅう）・遊行（ゆぎょう）の四期に分けている。まず、師についてヴェーダを学び、そして家に住んで家族を養い、次に出家して林に住み、最後に独りになって旅に出る——という。最初の二つの時期は、試験や子育て、仕事に追われる人生。それらから解放される林住期は「自分が本当にやりたいことをする」時期だという。そして、林住期のためにこそ、前の二つの時期はあるのだと。この時期はおよそ 50 歳からの 25 年間とされる。この林住期を「社会支援看護の対象」として考える時、我々は看護学をどう読み替えるか。

　現代のライフサイクルで考えれば、林住期とは子育てを離れ、退職をした後のいわば自分のための「生きがい」に最も力を注げる時期かもしれないが、一方で、「からだ」

に内包された四百四病（仏教用語）が現れ始める時期であり、いわば 50 歳代、60 歳代は生活習慣病やがん疾患の好発年齢であり、65 歳になるといわゆる高齢者に移行していくわけであるが、これらの年代がちょうど林住期に重なってくる。すなわちこれまで健常であると自負していた人たちが、少しずつ体力の衰えを感じるようになり、突然予期しない様々な内臓疾患に罹患する。世代で考えれば、最も健康格差を自覚する不安定な時期ではないだろうか。この頃から「からだ」を支える骨格の骨粗鬆症も顕在化し、関節軟骨の変性、筋肉の萎縮なども少しずつ進行し、運動器の疼痛や機能低下が自然に出てくるため、個人の身体的かつ精神的自立を阻む結果となる。時には転倒・転落により社会生活から逸脱することもあるし、何らかの疾病により安静臥床を余儀なくされる場合もある。さらに予期せぬ合併症（血栓症、肺炎、尿路感染症など）を生じることもある。また親離れした子供たちが自分たちの周りから去り、家族間相互の絆が失われやすい時期でもあり、精神的にも将来に対して不安定になりやすい。少子高齢化かつ核家族化はこのような状況に拍車をかける。退職してから健康寿命を迎えるまでの期間の個人差が大きいが、後期高齢者として社会的補償が厚くなるまでのこの期間は経済的にも不安定になりやすい。いくつかの要因が重なることで、この年代（林住期）の自殺者の増加につながると思われる。すなわち、林住期の健康行動をサポートすることができれば良質な健康寿命を伸ばすことにつながることが期待されよう。社会支援は高齢者になる前の林住期から必要なのではないだろうか。

　これまでの医療のキーワードは「生命」であった。もちろん今後も重要であるが、それに加えて今後の社会構築の中では「心身の自立」が新たに加えられなければならない。しかし医学系大学院における健康に関する授業は少ない。そのため富山大学の令和 4 年における大学院改組に向けて、私は「心身健康科学」をプログラム共通科目として提案した。

　また、「如何に生きるか」という問いかけは「如何に死に至るか」というテーマと同じである。それが QOL 重視という概念であったはずだ。外傷を含めたすべての急性期疾患、癌など命に係わるすべての慢性期疾患、そして加齢に伴う生命の終焉はすべてエンドオブライフである。そこに宗教的な信心だけでなく、最期を迎える前に何かサイエンスとしてのケアを加えていきたい。

　本稿では看護学の一つの方向性として、「社会支援看護学」を提言しているが、この意味するところは他にも「災害支援看護」や「国際支援看護」など突発的に生じる自然災害や人的災害などの有事に対する備えとしての意味合いも含まれる。QOL 重視の立場と社会支援をキーワードに教育・研究していくことが、私が述べたい一つのパラダイムシフトであり、地域社会の社会資本として期待されうる看護力につなげたいと考えている。

参考文献

1）金森昌彦：看護学生のための人間科学. 疾病の成り立ちと医療の方向性（第 2 版）. 東京，ふくろう出版，2018.
2）五木寛之：こころ・と・からだ. 東京，講談社，2005.
3）五木寛之：今を生きるちから. NHK 人間講座，東京，NHK，2004.

巻末資料

富山大学博士前期課程（修士課程）の修士論文一覧

平成 9 年度から修士課程が設置され、その後の 24 年間で 214 人の修了生を輩出した。

あとがき

　本書、「健康と看護の SDGs」を手にとって頂きありがとうございます。富山大学医学部看護学科教員有志一同で執筆いたしました。看護学科教員が各々取り組んでいる研究と教育、社会貢献について大いに語るという内容になっております。真面目で勤勉、謙虚であるという富山県民性も手伝ってか、これまで富山大学看護学科における諸活動についてなかなか声高に言うことはなかったかもしれません。本書を通して、皆様にアナウンスできていれば幸甚です。今回僭越ながら編集を担当させて頂きましたが、私自身も他講座の先生方の活動について初めて知ることがいくつかありました。それぞれに大学の教員として、理論の構築、エビデンスの確立、看護実践の質向上を目指して積み上げているものがあります。アプローチは様々ですが、その根本には、全員、「寄り添いたい」という思いがあります。患者に、臨床の看護実践者に、学生に、一般市民に、すべての対象に寄り添って、「より健康な生活でより健康な社会で過ごせるように」という思いが、私たち看護学科教員の活動を支えているのではないかと今回の編集作業を通して感じました。今年は新型コロナウイルスの影響で、世界全体が急激な生活の変化を強いられました。それ以前からは SDGs に示されるような人口、気候、貧困、食糧、地球資源、ジェンダー等々の問題が山積し、その解決のために変化を求められる社会となっています。しかし、どのような社会の変化、生活の変化があっても私たち看護を専門とする者は強くしなやかに生き、「寄り添う」「寄り添いたい」という思いを変わらずに持ち続けること、そして、富山大学看護学科から世界へ発信していくことができる集団でありたいと思います。今後も、看護学科を支えて下さる皆様に感謝しながら看護を追究していきます。

　最後に、本書出版の発案により多くの気付きの機会を与えて下さった看護学科長金森昌彦先生に感謝申し上げます。また、本書の出版にあたり、ご尽力いただきました三恵社の片山剛之様に感謝いたします。

令和 3 年 2 月　二川香里

修士（看護学）　　　令和 3 年 1 月 15 日現在

修士区分	学位記番号	所属講座	修士論文タイトル
平成 10 年度	看第 1 号	精神看護学	看護相談場面のカウンセリング効果
	看第 2 号	成人看護学（急性期）	分子疫学的手法による感染源・感染経路追求の有効性について ～MRSA を対象として～
	看第 3 号	成人看護学（慢性期）	Helicobacter pylori の内視鏡介在感染対策 －各種洗浄・消毒法の比較検討－
	看第 4 号	精神看護学	大腸内視鏡検査過程における循環動態の変動に関する研究
	看第 5 号	精神看護学	痴呆性老人の在宅介護継続要因と入所に関わる要因についての研究 －在宅群と入所群の検討から－
	看第 6 号	成人看護学（慢性期）	慢性関節リウマチ患者の痛みに対する自己効力感とその関連要因
	看第 7 号	母子看護学	現代主婦の食生活における態度
	看第 8 号	基礎看護学	看護職の共感性に影響する要因の追求 －場面設定式共感測定指標を用いて－
	看第 9 号	地域看護学	乳児集団健康調査の育児支援機能に関する研究
	看第 10 号	成人看護学（急性期）	脳卒中片麻痺患者の車椅子移乗動作に関する運動学的解析
	看第 11 号	基礎看護学	成人のセルフケア因子と個人的背景
	看第 12 号	成人看護学（急性期）	各種消毒剤の殺菌効果に及ぼす経日的変化と皮膚生理機能へ及ぼす影響
	看第 13 号	地域看護学	看護におけるセルフ・ヘルプ・グループ（SHG）活用のための枠組み －SHG 関連文献の調査をとおして－
	看第 14 号	精神看護学	妊婦の不安に関する研究 －妊娠経過に伴う不安の推移と保健指導のあり方－
	看第 15 号	地域看護学	在宅要介護高齢者支援助における看護婦の判断内容と構造 －保健婦と訪問看護婦の同一事例に対する援助を通じて－
	看第 16 号	基礎看護学	アップルペクチン由来オリゴ糖の活性酸素抑制効果に関する研究
	看第 17 号	精神看護学	精神障害者の家族の心理的経過に関する研究 －発病から入院後まで－
	看第 18 号	地域看護学	壮年期における公的介護保険導入前の介護意識に関する研究 －将来の介護選択に焦点をあてて－
	看第 19 号	地域看護学	小児夜間診療の需要実態にかかわる研究
平成 11 年度	看第 20 号	成人看護学（急性期）	アップルペクチン由来オリゴ糖における加熱処理と活性酸素抑制の増強 －特に、メトキシル化度別のペクチナーゼ分解 4 分画における特性－
	看第 21 号	基礎看護学	インフルエンザウイルス感染マクロファージにおける iNOS mRNA 発現とアポトーシスに関する研究

看第22号	基礎看護学	生活習慣病危険因子に関わる Health locus of control (HLC)、Sense of coherence (SOC)を中心とした心理社会的因子についての構造的分析
看第23号	精神看護学	自立高齢者の口腔内状況と身体的・心理的・社会的健康観との関連
看第24号	成人看護学(急性期)	肝転移を抑制する漢方方剤における活性酸素消去能について —特に、各漢方方剤構成生薬成分における・O_2^- 及び・OH 消去能について—
看第25号	成人看護学(急性期)	マイタケ(Grifola frondosa)子実体MD分画の一酸化窒素産生誘発作用に関する研究
看第26号	基礎看護学	透析患者のセルフケア度に影響する要因の追求
看第27号	地域看護学	基本健康診査受診に関わる心理的・社会的要因の研究 —受信者・未受診者の比較、検討から—
看第28号	母子看護学	ウイルス性心筋炎に対する免疫グロブリン療法
看第29号	基礎看護学	言語教示が自律神経系および情動、認知に及ぼす影響
看第30号	精神看護学	アルコール依存症の夫を抱える妻の精神的負担に関する研究 —妻の周辺問題からの解放と自分を取り戻す過程—
看第31号	成人看護学(急性期)	皮膚保護剤の物性と機能の研究 —特に、吸湿性、水耐性、溶解作用からみる親水性及び疎水性ポリマーの構造成分との関連—
看第32号	地域看護学	新任保健婦の職場適応に関する研究
看第33号	地域看護学	在宅療養患者の身体活動量に及ぼす要因の検討
看第34号	精神看護学	地域で生活する精神分裂病患者が抱える問題とその援助に関する研究
看第35号	成人看護学(急性期)	タバコ煙暴露溶液における紫外線照射のハイドロキシルラジカルの発生と各種抗酸化食品成分による抑制効果の検討
看第36号	成人看護学(急性期)	オストメイトの主観的な「ストーマの受容」
看第37号	地域看護学	脳血管障害者の生活の変化と心理要因に関わる研究
看第38号	地域看護学	地域で要介護高齢者を介護する家族の支援に関する研究
看第39号	基礎看護学	看護婦の自己受容度の患者尊重行動への影響
看第40号	成人看護学(慢性期)	進行ガン患者と看護者が考える「癒し」
看第41号	母子看護学	産褥期の Wellness 看護モデルの模索 —産後における母親の「活気」に影響を及ぼす要因分析—
看第42号	地域看護学	在宅療養を必要とする患者と家族の不安に関する研究
看第43号	成人看護学(急性期)	皮膚保護剤の機能に関する研究 —特に親水性ポリマーと疎水性ポリマーの構成成分よりみた静菌作用—

平成12年度

年度	番号	領域	題目
	看第44号	地域看護学	在宅高齢者の主観的健康観と痛みとの関連
	看第45号	成人看護学（慢性期）	慢性に経過する循環器系疾患患者の自己管理行動および自己効力感に関する影響要因の分析
平成13年度	看第46号	成人看護学（慢性期）	高齢者の化学療法時における「不快症」に関する質的研究
	看第47号	基礎看護学	パーソナリティ構成要素における共感性の位置づけ —看護学生を対象とした分析から—
	看第48号	母性看護学	T助産院で出産を希望した女性の主体的な取り組みについての考察
	看第49号	地域看護学	高齢者の Social support 供給量からみた日常生活自立度下予測判定指標作成の試み
	看第50号	小児看護学	青年期発症I型糖尿病患者における「希望」の構成要素と看護的支援
	看第51号	基礎看護学	富山県内医療従事者のラテックスアレルギーに関する調査研究
	看第52号	地域看護学	富山県における糖尿病教室運営の実態と教室指針作成の試み
	看第53号	基礎看護学	看護教員のストレッサー測定尺度の作成
	看第54号	精神看護学	精神障害リハビリテーションにおけるエンパワーメントに関わる要素
	看第55号	基礎看護学	共感特性における自他意識・情動・性格因子の役割
	看第56号	基礎看護学	看護職者の関係維持能力に影響する個人の内的属性
	看第57号	精神看護学	精神病院長期入院患者におけるデイケアルームの意味
	看第58号	成人看護学（急性期）	アスリートの保健行動とその要因構造に関する研究 —共分散分析による保健行動因果モデルを利用して—
	看第59号	成人看護学（慢性期）	在宅酸素療法における医療連携 —現状と展望—
	看第60号	精神看護学	痴呆老人の拒否行動における職員の対応分析
	看第61号	成人看護学（急性期）	男性オストメイトのセクシュアリティ —性機能の変化と夫婦の関係性—
	看第62号	地域看護学	抑うつ傾向とライフスタイルとの関わりについての地域横断研究
	看第63号	地域看護学	歩行可能な自宅退院脳卒中患者の外出行動に関する実態研究
	看第64号	基礎看護学	成人糖尿病患者の日常生活自己管理度測定尺度の作成
平成14年度	看第65号	基礎看護学	痴呆性高齢者の不適応行動の安定化への援助に関する研究
	看第66号	小児看護学	関わりにくい幼児の行動に関する研究 —関わりにくい行動の実態と因子構造からみた行動特性—
	看第67号	基礎看護学	成人型アトピー性皮膚炎患者のディストレスの概念枠組み
	看第68号	成人看護学（急性期）	看護師の勤務条件およびその背景より探る蓄積的疲労徴候の現状分析

	看第69号	基礎看護学	対人関係における自己効力感に影響する要因の追究
	看第70号	成人看護学（急性期）	温熱療法の評価に関する研究 －熱ショック蛋白質（Heat Shock Protein：HSP）の視点から－
	看第71号	基礎看護学	入院患者の適応度測定尺度作成の試み
	看第72号	成人看護学（慢性期）	患者の呼吸循環動態からみた消化管内視鏡看護のあり方に関する研究
	看第73号	基礎看護学	医療施設より分離された緑膿菌のバイオフィルム形成と消毒薬感受性の関連および伝播経路追求に関する研究
	看第74号	精神看護学	統合失調症における入院期間と退院阻害要因に関する研究 －主として患者と看護師の問題意識に基づく要因分析を中心として－
	看第75号	精神看護学	統合失調症患者の再発・再燃に影響する個々の要因の関連
	看第76号	地域看護学	老人保健事業の基本健康診査における高脂血症者のコンプライアンスに関する研究
	看第77号	母性看護学	更年期概念モデルの再考 －文献検討と助産教育の視点から－
	看第78号	成人看護学（急性期）	ストーマ外来におけるストレスメイトが知覚しているソーシャルサポートの役割
	看第79号	精神看護学	情動の評価とパーソナリティ因子の相関関係に関する研究
	看第80号	小児看護学	発達障害が疑われる児をもつ母親の育児困難感とその関連要因 ～その時間的経過にともなう変化を含めて～
	看第81号	成人看護学（急性期）	オストメイトの「におい」に関する調査研究 ～においの感じ方と防臭対策の実態～
	看第82号	地域看護学	勤労者の精神的健康に関わる要因の検討
	看第83号	地域看護学	地域高齢者の重心動揺、血圧の変化からみた運動浴の効果に関する研究
	看第84号	地域看護学	母親のストレス対処行動特性と育児負担感の関連についての研究
	看第85号	成人看護学（急性期）	生体防御作用を有する熱ショック蛋白質（Heat Shock Protein）の誘導に関する研究 ～特に遠赤外線温熱負荷により熱誘導法の確立とデブレマンの有効性の確立～
	看第86号	成人看護学	臨死患者のことば －意味の分析と支援のあり方をめぐって－
	看第87号	基礎看護学	看護師・介護職員の健康食品に関する意識調査とマイタケ子実体MD分画の神経賦活作用に関する研究
	看第88号	基礎看護学	看護師長の看護管理度測定尺度作成の試み
平成15年度	看第89号	成人看護学（急性期）	腎移植後患者の日常生活上の問題と看護的支援
	看第90号	基礎看護学	分子疫学的手法によるセラチア菌の識別とその精度に関する研究 ～ICNへの導入の視点から～
	看第91号	成人看護学（急性期）	タバコの血液に与える影響に関する研究・禁煙行動の動機付けを目指して ～特にタバコ喫煙由来の活性酸素による赤血球の血液流動性と

平成16年度	番号	分野	題目
	看第92号	成人看護学（急性期）	セルフモニタリング法を使用した成人型アトピー性皮膚炎患者の掻破行動に関する研究
	看第93号	地域看護学	健康食品の利用と保健行動との関連の構造についての記載疫学的研究
	看第94号	成人看護学（急性期）	看護師の援助行動プロセスの構造 —血液透析患者への生活援助場面の分析から—
	看第95号	母性看護学	新生児をもつ母親の育児行動をめぐるおむつ交換の意味 ～Ethnographyによる分析を試みて～
	看第96号	地域看護学	精神障害者の日常生活における主観的困難度とその実態に関する研究 —通院行動を通じて—
	看第97号	成人看護学（慢性期）	上部消化管内視鏡検査における患者の苦痛に影響する要因の検討
	看第98号	地域看護学	脳卒中の動向に関する研究
	看第99号	地域看護学	精神障害者とかかわる家族への支援に関する研究 —ケア提供者への負担と精神的健康に影響を与える要因の分析—
	看第100号	基礎看護学	高血圧症患者の日常生活における自己管理度尺度の作成
	看第101号	成人看護学（急性期）	健康増進・疾病予防におけるマイナスイオン応用へのアプローチ —血液生化学的、尿における影響と抗酸化的作用、及び気分プロフィール検査からみるマイナスイオンの有用性の検討—
	看第102号	基礎看護学	看護における社会的スキル尺度の検討
	看第103号	基礎看護学	ダブルバインド理論の基礎的研究
平成16年度	看第104号	精神看護学	統合失調症の患者を持つ家族の困難・負担感の構造及び心理・社会的条件との関連
	看第105号	基礎看護学	機能別多次元共感尺度とその特性
	看第106号	成人看護学（急性期）	上部消化器内視鏡検査の苦痛度と意識下鎮静法の関係からみた内視鏡看護の在り方
	看第107号	成人看護学（急性期）	Lipdure-PMB使用時の手指皮膚における水分保持機能と使用感の評価
	看第108号	地域看護学	地域における健診・死亡・介護保険情報の活用に関する研究 —生存予後、健康寿命と基本健康診査結果との関連—
	看第109号	基礎看護学	医療機関における感染性廃棄物処理上の問題点と改善策の関連
	看第110号	地域看護学	地域高齢者の保健行動・社会参加活動と精神健康度の関連
	看第111号	成人看護学（慢性期）	在宅死を希望していた利用者との関わりにおける訪問看護師の心理的体験構造
	看第112号	地域看護学	子育て期にある在日ブラジル人女性の日本における日常生活適応に関する研究 ～ICNとしての活動を通して～
	看第113号	母性看護学	帝王切開をうける母親に手術直後に実施するカンガルーケアの意味
	看第114号	母性看護学	切迫早産から正期産に至った母親の状況に対する思いの変化

年度	番号	分野	研究テーマ
平成17年度	看第115号	成人看護学（慢性期）	がん治療終了後、主に検査目的で外来通院している自覚症状のない患者の経験と思い
	看第116号	成人看護学（慢性期）	子どもの臓器を提供した親の心理過程 —サラティブの分析からの考察を中心に—
	看第117号	地域看護学	軽症糖尿病患者の主体的な生活の改善に関わる意識
	看第118号	成人看護学（慢性期）	痴呆症高齢者の言動に影響を及ぼす状況の分析
	看第119号	精神看護学	病棟看護師の対応困難としてとらえた摂食障害者の言動変化プロセス
	看修第120号	成人看護学（慢性期）	健診で複数回、上部消化管内視鏡検査を受けてきた受診者の意識に関する研究
	看修第121号	基礎看護学	看護職の離職防止の観点から見た職場コミュニティ感覚及び職務満足度
	看修第122号	基礎看護学	LAMP法によるセラチア菌の迅速検出に関する研究
	看修第123号	基礎看護学	機能訓練（A型）に通所する高齢脳卒中後片麻痺者のアイデンティティ再構築のプロセス
	看修第124号	地域看護学	富山型デイサービス利用者の特性に関する研究
	看修第125号	地域看護学	要介護新規認定者の日常生活自立度が生命予後の及ぼす影響について
	看修第126号	地域看護学	在宅介護におけるストレス認知とその反応を規定する要因
	看修第127号	小児看護学	思春期慢性疾患児のセルフエスティームとその関連要因 —普通学級に在籍している前思春期から思春期前期の患児に焦点をあてて—
	看修第128号	基礎看護学	新規合成リン脂質ポリマーLipidure-PMB 含有エタノールの抗菌・抗インフルエンザ作用およびマウス皮膚に及ぼす影響
	看修第129号	成人看護学（急性期）	現象学的アプローチによる看護学生の退学に至る心理過程についての記述
	看修第130号	基礎看護学	緑茶の抗菌および抗インフルエンザウィルス作用に関する研究 ～日常的緑茶サプライの視点から～
	看修第131号	成人看護学（慢性期）	血液透析患者のセルフケアスキル尺度の作成
	看修第132号	小児看護学	夜保育児をもつ養育者が抱いた思い —日常生活における負担感に焦点をおいて—
	看修第133号	小児看護学	富山県の保育所と保健医療機関との連携の実態からみた保育所看護職の役割
	看修第134号	精神看護学	化学療法（TJ療法）を受ける子宮癌患者の副作用の対処行動とその主観的体験の意味
平成18年度	看修第135号	地域看護学	30歳代男性労働者における職業性ストレスと心の健康に関する研究
	看修第136号	母性看護学	人工外来を受診した女性の思いに関する質的研究
	看修第137号	基礎看護学	患者-看護者間における共感相互交流認知に関する研究 —患者の視点から—
	看修第138号	地域看護学	在宅療養者の看取り場所の選択に関する基礎的研究

年度	番号	分野	研究題目
	看修第139号	基礎看護学	看護師のスピリチュアルケア能力測定尺度の開発
	看修第140号	地域看護学	肥満と血圧の関連に影響を与える保健行動に関する研究
	看修第141号	地域看護学	介護保険下における施設介護の特徴 -施設継続利用に関わる利用者の身体的要因-
	看修第142号	基礎看護学	終末期がん患者の男性家族員が捉えたギアチェンジ
	看修第143号	小児看護学	ICUにおける先天性心疾患児のターミナルケアの体験 -出生後早期から遺族ケアまで関わった看護師からの語りから-
	看修第144号	基礎看護学	中堅看護師の個人的および仕事側面での離職に影響する要因の変化プロセス
	看修第145号	基礎看護学	ホタテ貝殻焼成粉末の抗菌生物作用について
	看修第146号	地域看護学	住宅改修が要介護認定者の在宅継続期間へ及ぼす影響
	看修第147号	成人看護学（慢性期）	上部消化管内視鏡検査を受ける患者に対する意図的タッチの意義
	看修第148号	小児看護学	重症心身障害をもつ乳児の入院体験の支えに関する研究
	看修第149号	母性看護学	産褥早期の母乳分泌がみられるまでの母親の主観的体験を支えるケア過程
	看修第150号	成人看護学（急性期）	看護職員におけるセルフマネジメントの構造
	看修第151号	成人看護学（急性期）	生理的、心理的ストレス指標からみた健康な成人女性に対するフットマッサージの効果
平成19年度	看修第152号	小児看護学	救命救急センターを受診する軽症な学童の生活習慣・不安定愁訴に関する横断調査
	看修第153号	母性看護学	早期産児における母子の関係性の進展 -NICUにてカンガルーケアを実施した9事例の検討-
	看修第154号	母性看護学	産褥期の母親からみた夫婦のコミュニケーションのずれをめぐる縦断研究
	看修第155号	母性看護学	自助グループに集う乳幼児を持つ母親のニーズ
	看修第156号	成人看護学（急性期）	救命救急センター初療室における家族看護の特徴
	看修第157号	基礎看護学	ディサービスに通所している脳血管障害者の在宅生活後の時間的展望における楽しみ獲得のプロセス
	富医薬修第7号	地域看護学	唾液アミラーゼのストレス指標としての特性 -唾液アミラーゼと心拍変動との関連-
	富医薬修第8号	成人看護学（急性期）	女性看護職員におけるセルフケア行動による冷え症改善に関する研究
	富医薬修第9号	地域看護学	唾液アミラーゼのストレス指標としての特性 -唾液アミラーゼとストレス対処能力との関連
	富医薬修第10号	成人看護学（急性期）	終末期がん患者の在宅介護の継続を阻む要因
	富医薬修第11号	地域看護学	要介護者の在宅介護過程における"ゆらぎ"とソーシャル・サポート
	富医薬修第12号	精神看護学	新人看護師の職場環境応急過程における看護師の対処内容

年度	番号	分野	タイトル
平成20年度	富医薬修第13号	地域看護学	障害老人の日常生活自律度維持期間と認知症・脳卒中の相乗影響
	富医薬修第14号	基礎看護学	植物精油の抗微生物作用について
	富医薬修第15号	成人看護学（慢性期）	在宅介護における褥瘡予防行動と介護負担感・肯定感との関連
	富医薬修第16号	地域看護学	健診結果から見た健康状態の企業規模間格差の検討
	富医薬修第17号	母性看護学	自由な姿勢で出産する女性の主体性を支える助産師の関わり
	富医薬修第18号	母性看護学	助産師外来における助産師の卓越した実践能力に関する研究
平成20年度	富医薬修第91号	地域看護学	退院後の療養場所決定に関する退院調整の意義
	富医薬修第92号	母性看護学	乳児の泣きをめぐる母親の体験 −生後3か月までの追跡をナラティブアプローチを活用して−
	富医薬修第93号	地域看護学	慢性疾患患者の外来医療継続要因の検討
	富医薬修第94号	地域看護学	認知自立度の変化と症状関連項目
	富医薬修第95号	小児看護学	心臓手術中の子どもを行う家族の術中期ケアに対する満足度に関する研究
	富医薬修第96号	地域看護学	戦後の看護教育 牧田起世の足跡
	富医薬修第97号	成人看護学（慢性期）	急性期病院を退院する高齢患者の在宅療養に影響する要因に関する研究
平成21年度	富医薬修第166号	母性看護学	高校生の性感染症予防に関する健康教育の効果の検討 −体験記の教材活用をとおして−
	富医薬修第167号	地域看護学	コホート内対照研究による循環器疾患リスク要因の経年変化 −発症までの5年間のライフスタイル情報と身体情報を用いて−
	富医薬修第168号	地域看護学	要介護高齢者における大腿骨骨折と障害自立との関連に関する研究
	富医薬修第169号	地域看護学	病院入院大腿骨骨折患者における身体的社会的予後
平成22年度	富医薬修第243号	基礎看護学	ハンドケア製品が消毒薬の殺菌効果に与える影響
	富医薬修第244号	地域看護学	国保受診率に関わる生態学的研究
	富医薬修第245号	基礎看護学	ニードルレス輸液ラインの汚染に関する細菌学的検討
	富医薬修第246号	母子看護学	妻の出産をめぐる夫の準備状態に関する研究 −出産前両親学級5組を通して−
	富医薬修第247号	母子看護学	出産育児中の初産婦に対する実母の関わりの特徴に関する研究
	富医薬修第248号	基礎看護学	看護師の看護職継続を支える看護の経験における認識
	富医薬修第249号	地域看護学	保健・福祉・医療情報を用いた地域特性把握の試み −校区を単位とした健康アセスメント手法の提案−
	富医薬修第250号	成人看護学	心不全患者の患者教育における熟練看護師の臨床判断の構成要素
	富医薬修第251号	基礎看護学	看護教員の教育の視点から形成される過程 −自己の教育実践を分析して−
	富医薬修第252号	基礎看護学	看護者としての認識の発展を促すための指導の視点 −新人の事例研究への指導過程を通して−
	富医薬修第253号	成人看護学	東洋医学的見地から見た体質傾向と生活習慣との関連

年度	番号	分野	研究題目
平成23年度	富医薬修第336号	精神看護学	看護学生を対象とした抑うつ予防プログラムの効果に関する研究
	富医薬修第343号	基礎看護学	研修責任者の教育実践過程から導き出された新人教育の指針 —新人看護師に対して研修責任者が行う意図的面談の指導過程を通じて—
	富医薬修第344号	老年看護学	高齢者の「物事に対する前向き態度尺度」の開発と健康行動との関連
	富医薬修第345号	母子看護学	性に関する教育をめぐる高等学校教諭の意識の検討
	富医薬修第346号	基礎看護学	介護老人保健施設における拘縮手を持つ高齢者の手指ケアに関する実態調査
	富医薬修第347号	成人看護学	緩和ケアに携わる熟練看護師のタッチの意味
	富医薬修第348号	成人看護学	手指による自律神経への影響
	富医薬修第349号	地域看護学	健康推進員として地区活動に参加する住民の自己実現に向けた保健師の支援
	富医薬修第350号	老年看護学	意思表示できない脳血管疾患患者の高齢配偶者が行う代理意思決定のプロセス
	富医薬修第351号	成人看護学	摂食・嚥下障害が在宅療養に及ぼす影響 —要介護者の負因および主介護者の負担から—
	富医薬修第352号	成人看護学	フットケアに携わる熟練看護師の実践知
	富医薬修第353号	老年看護学	アルツハイマー型認知症高齢者を介護する家族の介護認識と健康度に関する研究
平成24年度	富医薬修第400号	成人看護学	看護師によるリンパ浮腫発症防止のための指導の実際
	富医薬修第401号	基礎看護学	看護におけるフィジカルアセスメントのための足趾力評価
	富医薬修第412号	老年看護学	認知症高齢者の家族が介護者になるということ —社会資源を利用しながら介護する中での体験と思い—
	富医薬修第413号	基礎看護学	カテキンによる MG-63 骨肉腫細胞の抗腫瘍効果
	富医薬修第414号	地域看護学	職務ストレスを軽減する要因に関する研究 —地域社会活動に着目して—
	富医薬修第415号	地域看護学	特定高齢者の要介護認定に係るリスク要因 —通所型介護予防事業・訪問型介護予防事業における対策の意義—
	富医薬修第416号	母子看護学	富山県内の在宅重症心身障害児(者)の主介護者におけるレスパイトサービスに関する実態 —介護負担感に関連する要因—
	富医薬修第417号	地域看護学	母子健康手帳交付時の妊娠個別保健指導における保健師のアセスメントの特徴
	富医薬修第418号	母子看護学	人工呼吸器を装着している早産児の気管内吸引時における熟練看護師の技術
	富医薬修第419号	地域看護学	地域における健診受診と翌年の受療状況 —新たな指標構築をめざして—
	富医薬修第420号	老年看護学	認知症とともに今を生きている高齢者の主観的体験 —希望や喜びなどの快感情を伴う主観的体験に焦点を当てて—
平成25年度	富医薬修第452号	成人看護学	在宅高齢者の予防的スキンケアに関する研究
	富医薬修第464号	老年看護学	根治的前立腺全摘術後の排尿障害の改善を実感するまでの経験
	富医薬修第465号	地域看護学	要介護高齢者における要介護状態区分と予後の関連
	富医薬修第466号	地域看護学	1介護保険組合における訪問看護利用者の推移とその実態
	富医薬修第467号	精神看護学	看護師のスピリチュアリティとストレスに関する研究

年度	番号	区分	題目
	富医薬修第468号	基礎看護学	がん予防に向けた基礎的研究 —特に大黄抽出液の効果について—
	富医薬修第469号	精神看護学	看護学生としてのアイデンティティとスピリチュアリティに関する研究
	富医薬修第470号	成人看護学	長時間同一体位における安楽性の検証 —ポジショニングの有無及び室内環境の違いによる比較—
	富医薬修第471号	基礎看護学	アレルギーの予防に向けた基礎的研究 —特にスマイアブロシン-1について—
	富医薬修第472号	母子看護学	看護師が行う小児に対するスクイージングの手技獲得過程
	富医薬修第473号	基礎看護学	若年性乳がん患者の男性パートナーの心理
	富医薬修第474号	老年看護学	急性期病院で退院支援を受けた患者と家族の不安と満足度との関連
	富医薬修第475号	成人看護学	看護中間管理者のストレス対処能力SOCに影響する要因
	富医薬修第476号	老年看護学	特別養護老人ホームの暮らしの中での看取りのあり方 —看護福祉士に焦点を当てて—
	富医薬修第477号	成人看護学	長時間車いす座位と立位をとる高齢者へのシーティングの効果 —各々に実施可能なシーティングの工夫—
	富医薬修第478号	母子看護学	産褥早期の授乳、哺乳をめぐるアセスメントツール「LATCH2007」のバックトランスレーションによる翻訳等評価性の検討
	富医薬修第479号	老年看護学	リハビリ期にある高齢脳卒中患者の生きること〜の困難感と主観的幸福感に関する研究
平成26年度	富医薬修第509号	老年看護学	介護保険制度下における在宅生活継続中断の発生率とその要因
	富医薬修第510号	成人看護学	若年認知症者の療養の場における体験と就労に対する思い
	富医薬修第526号	成人看護学	緩和ケア病棟の看護師が捉える終末期患者の安楽
	富医薬修第527号	地域看護学	多保険者の特定健康診査情報の共有による地域診断の試み
	富医薬修第528号	地域看護学	特定健康診査におけるパーセンタイル値と変化率を用いた集団評価の試み
	富医薬修第529号	基礎看護学	足趾力とバランス感覚との関連性について
	富医薬修第530号	基礎看護学	手術室看護実践に潜む看護の実践知 —新人手術室看護師の看護観と技とが結びつく教育プログラムを目指して—
平成27年度	富医薬修第578号	精神看護学	看護職の首尾一貫感覚と私的スピリチュアリティおよび二次元レジリエンス要因に関する研究
	富医薬修第592号	基礎看護学	看護学生が看護としての認識を発展させる過程 —基礎看護学実習の看護実践から—
	富医薬修第593号	成人看護学	透析歴による血液透析患者の自己効力感とQOLの関連性について
	富医薬修第594号	基礎看護学	脊椎疾患患者における足趾力とバランス感覚の関連について
	富医薬修第595号	基礎看護学	なつめ抽出液が乳酸菌出血性大腸菌O157における下影響に関する基礎的研究
	富医薬修第596号	成人看護学	前頭部までの手術が自律神経系および中枢神経系に及ぼす影響
	富医薬修第597号	母子看護学	看護学生が受けてきた月経教育と現在の月経周辺期症状が月経教育満足度に及ぼす影響
	富医薬修第598号	基礎看護学	終末期患者の傍に寄り添うこと〜の家族の気持ち
	富医薬修第599号	基礎看護学	看護師が行うシャントエコーの観察 —合併症予防の観点から—

年度	番号	分野	論文題目
	富医薬修第600号	精神看護学	看護師の共感経験タイプにおける認知肯定的イメージに関する研究
	富医薬修第601号	老年看護学	レビー小体型認知症者を在宅で介護する家族の体験
	富医薬修第602号	地域看護学	要介護高齢者における手段的日常生活動作（IADL）に関する認知症発症予知因子把握の試み
	富医薬修第603号	成人看護学	ストーマ保有者のストーマセルフケア状況と不安、QOLとの関連
	富医薬修第604号	基礎看護学	学生の学びの段階に合わせた実習指導の特徴 ―ナイチンゲール看護論の三重の関心を用いて―
	富医薬修第605号	精神看護学	看護師の援助的コミュニケーションと私的スピリチュアリティおよび共感性に関する研究
	富医薬修第606号	母子看護学 母性看護CNSコース	陥没乳頭の発生頻度と母乳育児の確立過程
平成28年度	富医薬修第607号	成人看護学	経皮的冠動脈インターベンションを受けた患者の自己管理行動に関する要因の検討
	富医薬修第660号	母子看護学 母性看護CNSコース	妊娠糖尿病と診断された妊婦の主観的体験
	富医薬修第668号	基礎看護学	遷延性意識障害患者の反応を評価し患者のもてる力を引き出す看護者の関わり ―脳卒中リハビリテーション看護認定看護師へのインタビューを通して―
	富医薬修第669号	基礎看護学	挿管介助における患者口腔内粘液拡散に対する二重手袋と二重手袋の比較
	富医薬修第670号	地域看護学	生活習慣病の予防行動に至る健康意識と動機づけに対する保健師の支援
	富医薬修第671号	基礎看護学	医療用PHSの細菌汚染状況と管理方法に関する研究
平成29年度	富医薬修第706号	母子看護学	医療的ケアが必要な障がい児への民間におけるヘルスプロモーション ～管理者が事業の立ち上げから運営継持に至るまでのプロセス～
	富医薬修第707号	地域看護学	退院直後の在宅療養者と家族のQOLを支える看護援助
	富医薬修第708号	成人看護学	誤嚥性肺炎予防のための在宅高齢者の嚥下機能と食形態の工夫
	富医薬修第724号	母子看護学	食物アレルギーをもつ子どもの疾患管理に関する研究
	富医薬修第725号	老年看護学	介護サービス利用による在宅生活継続期間への影響
	富医薬修第726号	人間科学	高齢者施設におけるATP拭き取り検査を用いた周辺環境調査 ―清掃方法による清浄度の違い―
	富医薬修第727号	成人看護学 がん看護CNSコース	化学療法を受ける造血器腫瘍患者の在宅療養における気がかり
平成30年度	富医薬修第728号	基礎看護学	中堅看護師の就業継続を支える看護体験
	富医薬修第729号	成人看護学	2型糖尿病患者の糖尿病自己管理行動に関する要因の検討
	富医薬修第779号	地域看護学	生活習慣病を有する社員の在職中及び退職後の健康行動に向けた産業看護職の支援内容
	富医薬修第780号	母子看護学	看護師の月経随伴症状と感情労働との関連

	番号	専攻分野	研究題目
	富医薬修第781号	母子看護学	産後4か月の女性の尿失禁の実態と関連因子
	富医薬修第793号	基礎看護学	高齢者における温熱手袋反復使用の効果に関する研究
	富医薬修第794号	基礎看護学	看護業務場面に対する視線の動き ～サリエンシーマップとの比較～
	富医薬修第795号	母子看護学	初産婦の産褥期育児生活肯定感と周産期における保健指導の認識との関連
	富医薬修第796号	精神看護学	看護学生の援助的コミュニケーションモデルに関する研究
	富医薬修第797号	地域看護学	医療的ケアの必要な子どもと家族への在宅移行支援における病棟看護師の看護援助
令和元年度	富医薬修第836号	基礎看護学	中枢神経系に及ぼす音楽刺激の影響
	富医薬修第844号	成人看護学	A県内の病院に勤務する男性看護師の職業コミットメントに関する実態
	富医薬修第845号	基礎看護学	看護教員が看護学生の強みを捉える実習に活かす視点 ～基礎看護学実習の段階における実習指導を通して～
	富医薬修第846号	成人看護学 がん看護 CNSコース	富山県介護サービス施設・事業所に従事する看護職・介護職のストーマケアの実態と他職種連携に関する調査
	富医薬修第847号	基礎看護学	退院支援における病棟看護師の患者・家族への意思決定支援
	富医薬修第848号	成人看護学 がん看護 CNSコース	在宅療養に意見が相違している終末期がん患者と家族に対するがん看護専門看護師の調整
	富医薬修第849号	地域看護学	母子保健推進員の時代の住民ニーズに見合った活動
令和2年度（9月）	富医薬修第896号	成人看護学	フィジカルアセスメント講座を受けた看護師の技術習得レベルの分析 ～SCATを用いて～
	富医薬修第897号	母子看護学	看護学生の経腟分娩早期の希望の程度に関する因子探索的研究
	富医薬修第898号	成人看護学 がん看護 CNSコース	外来ホルモン療法を受けている中年期にある乳がん女性の苦痛

令和2年度末にはさらに4名に修士学位が授与される予定である（令和2年12月末時点）。

健康と看護の SDGs

2021 年 3 月 10 日発行

編　　集　二川香里、金森昌彦

執　　筆　富山大学医学部看護学科教員有志

発行・印刷　株式会社 三恵社

　　　　　〒462-0056　愛知県名古屋市北区中丸町 2-24-1

　　　　　TEL.052-915-5211　　FAX.052-915-5019

ISBN 978-4-86693-385-6　C1047